SUPERALIMENTACION

Irlanda Bórquez Estrada

ISBN: **1475006209**
ISBN-13: **978-1475006209**
Número de registro: **03-2011-052611294800-01**

DEDICATORIA

A MI AMADO ESPOSO.

A MIS PADRES, CON AMOR.

CONTENIDO

AGRADECIMIENTOS

Este proyecto ha sido un sueño y de no haber sido por mi marido Juan Celis no estaría completado, gracias por haberme impulsado y animado, y por creer en mí.

INTRODUCCION

AHIMSA

Término sánscrito que se refiere a un concepto religioso que aboga por la no violencia y el respeto a la vida.

La no violencia y el respeto a la vida... idealmente todas las personas en este planeta deberíamos practicar Ahimsa en nuestra vida diaria. Se debería evitar la violencia física o verbal sobre personas, contra el medio ambiente o contra los animales; respetar toda forma de vida, porque toda la vida es sagrada. Sin embargo, como sociedad hemos llegado a ver con normalidad ciertas prácticas, como el consumo de productos de origen animal. Lo hemos llegado a considerar normal porque crecimos consumiéndolos y nuestros padres lo hicieron antes que nosotros, tanto que nos hemos llegado a cegar sobre la realidad de lo que sucede al respecto. Estamos acostumbrados a comprar a los animales como "productos" y no ver que eran seres vivos que fueron ultimados y desmembrados, colocados en paquetes con caritas felices y enviados a los supermercados. ¿Alguna vez han visto como son tratados los animales para consumo? Seguramente tienen una idea en la cabeza, pero les aseguro que no es la correcta. Si en este momento les pusiera un video que les mostrara la realidad de lo que viven esos animales diariamente, ¡sólo de lo que viven diariamente! No lo podrían soportar, se los digo con seguridad porque todas las personas que ven esas imágenes terminan pidiendo que las apaguen, o se cubren los ojos, porque nadie soporta tremenda crueldad. Por lo tanto, últimamente se habla de la alimentación libre de crueldad. No sé si alguno de ustedes ha escuchado este término. La alimentación libre de crueldad es aquella que busca eliminar el sufrimiento y la explotación de los animales; cada año más de 60,000 millones de animales son criados para consumo humano. Según fuentes de la FAO (Organización de las Naciones Unidas para la Alimentación y la Agricultura) cada segundo mueren en el mundo aproximadamente 2,000 animales, 345 millones al día aproximadamente, a lo que hay que añadir unos 140 millones de toneladas de peces, esto supone que se extrae del mar una cantidad muy superior de animales a los que se producen sumando aves y mamíferos. Todos estas muertes animales vienen de las industrias de la producción de huevo, lácteos y carne. Sin embargo, la mayoría de las personas desconoce totalmente estos datos, desconoce además el daño que hace a su cuerpo, a los animales y al medio ambiente por el estilo de vida que lleva o por los alimentos que consume; son manipuladas por los medios de comunicación, en los cuales los animales son presentados como un producto, en paquetes brillantes, anunciados por personas sonrientes, quienes además les presentan las nuevas dietas, los nuevos alimentos procesados, los nuevos "alimentos sanos" que están de moda; la televisión nos anuncia cuantas porciones de leche al día debe tomar un niño para tener huesos sanos, y si usted es mayor y no tolera la leche, también puede ver el anuncio de la leche sin lactosa, claro está, si todavía se siente mal al tomar esa leche pues existe el remedio para ese malestar, en fin, podría seguir infinitamente, pero la verdad es que no cuesta mucho trabajo darse cuenta del estado de salud en que se encuentra la sociedad de hoy, y ese es un gran indicador de que su estilo de vida y alimentación no están funcionando, peor aún, la está dañando de una manera terrible. Existe demasiada mala información por parte de la industria de los alimentos, todo lo que se promueve en la televisión son alimentos procesados, chatarra, botanas, alimentos milagrosos para bajar el peso que le han ayudado a ganar todos los anteriores y medicamentos para combatir todo tipo de síntomas, muchos de los cuales son causa de la mala alimentación. Este libro le dirá como cambiar su estilo de vida para estar más saludable, al mismo tiempo que deja de contribuir a la muerte y explotación de millones de animales, además ¿sabía usted que es la alimentación más ecológica? Lea este libro con la mente abierta, no se trata de una dieta mágica para bajar de peso, se trata de un estilo de vida totalmente diferente, que le ayudará a recuperar su salud.

Durante 27 años mi dieta consistió en la alimentación típica del mexicano. En realidad yo creía que era bastante sana, consumía leche y otros productos de origen animal para obtener proteínas, calcio y vitaminas, granos enteros y cereales para obtener energía, y claro que comía frutas y verduras. En pocas palabras mi alimentación estaba basada en nuestra pirámide alimenticia. Pero cuando yo me encontraba en un punto en el que me sentía realmente miserable, con dolor crónico de espalda, falta de energía, insomnio, infecciones urinarias frecuentes, infecciones respiratorias frecuentes, alergias, decidí que era tiempo de ocuparme de mí misma ya que, después de todo, ya había terminado mi maestría y solo tenía que ocuparme de mí y del trabajo. Mi primer paso fue volver a hacer ejercicio y ahí fue cuando descubrí el yoga, eso fue después de ver en muchos textos los beneficios a la salud de esta antigua forma de ejercicio y filosofía. Me suscribí a una revista de yoga que me llegaba mensualmente y un artículo captó mi atención, hablaba sobre atletas que basaban su dieta únicamente en alimentos de origen vegetal, eso sonaba raro porque toda la vida había escuchado que para poder rendir y estar bien nutrido debía comer alimentos de origen animal, y de repente estaba yo ahí, viendo fotos de triatletas, maratonistas, etcétera con un físico excelente y una apariencia de salud increíble, así que decidí que eso era algo que debía hacer. Y así, de un día para otro dejé de alimentarme con productos de origen animal. En seguida noté un aumento en mi nivel de energía y vitalidad. De repente dejé de bostezar la mayor parte del día y de sentirme cansada, aletargada, aburrida, tuve la energía suficiente para seguir estudiando, seguir leyendo todo lo que encontraba acerca de salud, de alimentación sana y de un estilo de vida vegetariano. Muchas personas me preguntaban si estaba "a dieta" ya que de repente con ese único cambio perdí como 10 kilos de peso y aunque esto parecerá poco para algunas personas, si toman en cuenta que yo mido 1.56 cm y pesaba 51 kilos, se darán cuenta que fueron muchos kilos de peso perdido y no me gustaba la manera en la que me veía (parecía anoréxica, aunque en realidad si comía); fue una etapa difícil porque no decidí hacer mi cambio por problemas de peso, en realidad lo hice por salud, porque en ese tiempo tenía problemas como alergias, acné, dolores articulares y como todos los seres humanos normales, ocasionalmente caía víctima de algún problema respiratorio, siendo frecuentes en mí las bronquitis en el invierno, ¡ya deja de toser! me decía un amigo muy querido. La pérdida de peso fue debido a que cometí el error de no comer suficiente, error que la mayoría de las personas que hacen este cambio comete, venía de una alimentación muy concentrada en calorías y cambié a una en la que el volumen es importante, estaba acostumbrada a comer cierta cantidad de alimento y al cambiar y consumir la misma cantidad estaba consumiendo muy pocas calorías. Como perdí mucho peso tuve otro efecto, perdí mi menstruación por casi un año, mi doctora me dijo que eso era efecto de la pérdida de peso, que tenía que recuperarlo y me entró la duda de si necesitaría volver a consumir productos de origen animal para poder subir de peso, al mismo tiempo decidí que no quería volver a comer carne y que haría mi alimentación lactovegetariana. Hacía mis compras donde los supermercados están repletos de productos especiales para vegetarianos como las salchichas, el tocino y el chorizo vegetariano, y aunque yo no extrañaba comer carne los compraba y los consumía porque eran a base de soya, y la soya nos la venden como el sustituto para la alimentación basada en productos animales, porque de la soya y sus derivados supuestamente los veganos y vegetarianos obtienen sus proteínas y además es supersaludable; también conseguía lácteos orgánicos (supuestamente producidos sin crueldad), pero al no consumirlos por alrededor de un año, cuando los reintroduje a la alimentación mi digestión se volvió un desastre.

Entré en pánico, y dentro del mundo de la alimentación vegetariana empecé a buscar entre distintos planes de alimentación para lograr subir de peso, además junto con la pérdida de peso el acné volvió con venganza, así que estuve probando un tiempo con una dieta sin azúcares (porque supuestamente el azúcar produce el acné), y esta exacerbó mi problema porque al no consumir fruta principalmente y basar mi dieta en vegetales estaba tomando casi todas mis calorías en forma de grasa, después empecé a probar con la alimentación ayurvédica, con la cual mejoré un poco, pero este es un estilo de alimentación que tiene muchos "remedios" que incluyen productos de origen animal, por ejemplo, leche dorada o leche con ghee (mantequilla aclarada), entonces todavía estaba consumiendo mucha grasa, y aun no lograba subir de peso. Fue durante ese tiempo que me topé con un libro que hablaba sobre los beneficios de comer sólo alimentos crudos y decidí probarlo por un mes, porque justo en ese tiempo mi digestión (no sorpresa, después de estar consumiendo tanta grasa en mi alimentación) estaba mal y yo estaba en tratamiento con un gastroenterólogo, estaba tomando medicamentos costosos, y además, mes tras mes mi gastroenterólogo me decía: "estas perfecta, no tienes nada, sigue con tus medicamentos, yo creo que lo que podría complementar tu tratamiento son unas citas con un psicólogo porque me parece que tu problema es de estrés". Y aunque reconozco que soy una persona perfeccionista y obsesiva, realmente no creía que ese fuera mi problema. Un día durante una cita le pregunté si mi alimentación tenía algo que ver y su respuesta fue: "no tiene nada que ver con lo que comes, come lo que quieras, haz tu cita con el psicólogo y sigue con tus medicamentos. ¿Le suena familiar? Así que dije: "bueno, obviamente, si tengo que seguir tomando medicamentos *algo está mal*".

No hay duda de que se ha vendido al vegetarianismo como la alimentación más sana, y aunque hay mucho de cierto en eso, sea vegetariano o no, si su alimentación consiste principalmente en alimentos procesados, harinas blancas, azúcar, refrescos con o sin azúcar, demasiada sal, o demasiados aditivos alimentarios, su salud se verá afectada. Muchas personas se enfocan más en ser vegetarianos, y ser vegetariano "permite" comer comida chatarra siempre y cuando no venga de un animal muerto.

Así que al toparme con información sobre los beneficios de comer los alimentos crudos, es decir, los que se pueden comer crudos, que son las frutas y los vegetales, las nueces, las semillas y algunos granos germinados, me compré dos o tres libros de recetas de comida cruda y empecé, dejé de comer soya, y otra vez volví feliz al veganismo, dejé de lado los productos de origen animal que estaba consumiendo, y esperé los resultados. Tengo que reconocer que al principio me dio un poco de temor seguir porque estamos tan convencidos de que necesitamos consumir productos de origen animal para estar sanos que siempre tenemos esa duda. Pero hice el cambio a consumir solo plantas crudas, y lo más increíble pasó, en 2 semanas estaba bien, sin ningún problema estomacal, mi piel tomó un color y un brillo que no me esperaba, e increíblemente empecé a subir de peso. Me gustaba mucho lo que comía, mi día era algo así como, una toronja en la mañana (aun creía que no era muy saludable comer mucha azúcar aunque fuera de fruta), después me preparaba un jugo grande verde, y ese era mi desayuno, en la comida preparaba alguno de los platillos crudos que venían en los libros, que eran basados en vegetales verdes principalmente, calabacitas o pepinos y semillas o nueces, todo lo cual no aporta muchos carbohidratos, y ese es un error. Mi alimentación estaba basada 100% en plantas lo cual es excelente, es lo mejor que uno puede hacer, sin embargo, estaba fallando en obtener suficiente energía por parte de los carbohidratos, estaba consumiendo más calorías que en mis inicios como vegana y por lo tanto estaba recuperando peso, pero estaba consumiendo la fuente de calorías errónea, y cuando eso pasa, el plan de alimentación que uno lleve tiene una fecha de caducidad, porque no puede ser sostenido a largo plazo, sin embargo, estuve consumiendo plantas crudas por alrededor de 2 años, y, en efecto, el día llego en que dije para mi "quizá debería incluir un huevo hervido con mis ensaladas" y empecé a hacerlo, y así fue como de un día para otro deje de alimentarme exclusivamente de plantas para empezar a consumir productos de origen animal. Me volví a establecer en una dieta ovolactovegetariana, y no paso mucho tiempo antes de notar que, irónicamente, empecé a subir de peso, pero ahora si me fui un poco más arriba de lo deseado, es decir, ya estaba estable en alrededor de 48 kilos y subí alrededor de 5 kilos y, por supuesto no me gustó. Me sentía bien "socialmente" siendo ovolactovegetariana, porque podía ir a restaurantes y comer algo más que una ensalada sin queso, sin crotones y sin aderezo; podía ir a reuniones con mis amigas sin que me preguntaran ¿qué podía comer? Aun consideraba que comía sano, aunque consumiera algunos productos de origen animal, me tragué el cuento de que no hay crueldad en la industria de la producción de huevo y lácteos y continué por alrededor de un año, y justo a mediados de 2011 me enteré de un plan vegano crudo que no se veía nada como el que yo seguí, no había que "activar" (remojar) nueces y deshidratarlas, no había que germinar granos para hacer panes crudos deshidratados (los cuales no son nada buenos, crean lo que les digo), no había que hacer platillos laboriosos de multitud de ingredientes picados finamente (ok, ¿quién tiene tiempo para eso?); era un plan muy simple, fruta abundante durante el día y una ensalada grande por la noche, sonaba delicioso, y lo probé. Alrededor de dos meses después volví a bajar un poco de peso, me sentía muy sana, el plan me parecía excelente y adecuado para mi, aun podía ir a restaurantes y pedir una ensalada grande, pero ahora con fruta, ya sonaba más divertida que unos cuantos pedazos de lechuga con algo de zanahoria rallada; experimenté como comer fruta en abundancia no contribuye a la obesidad, ni a la diabetes, aprendí como es importante mantener el consumo de proteína y grasas bajo, y algo mas, decidí que sería flexible con mi alimentación en cuanto a comer alimentos cocidos. Con este plan de alimentación experimente un embarazo muy sano, aunque siempre escucho "todos los embarazos son diferentes" cuando hablo del mío, yo sé que mi embarazo pudo haber sido muy diferente si yo hubiera llevado otro estilo de alimentación; es decir, en mi embarazo no hubo antojos raros, no hubo inflamación de las extremidades inferiores, no me subió la presión, no tuve problemas para dormir, y mi niño nació perfectamente por parto natural.

Hoy, 10 años después de que empezó este sube y baja me siento mejor que nunca, por supuesto me tomó tiempo aprender y eso es lo que aquí les comparto. Hoy en día es muy fácil tener información muy rápida y se pueden encontrar muchos remedios para distintos padecimientos, lo que usted aprenderá con este libro es diferente porque no es para este padecimiento o el siguiente, es para que todas las personas que lo pongan en práctica tomen el control y recuperen su salud, es decir, el consumir los alimentos adecuados, en cantidades adecuadas, evita que haya padecimientos que se deban arreglar; si usted está buscando el remedio para la acidez, el reflujo, la presión alta, la diabetes, incluso para bajar de peso "rápido", es porque su alimentación no es adecuada.

Una advertencia, cuando se embarque en este programa lo más probable es que sea un camino en solitario; por favor, no se deje espantar por la gente que le dirá que tendrá una deficiencia de proteínas si decide volverse vegetariano, o que los vegetarianos siempre tienen una deficiencia de vitamina B12, o que padecerá osteoporosis por dejar de beber leche de vaca. Aunque sí existen puntos importantes a saber cuándo se decide cambiar la alimentación, otros no son más que mitos y cada uno de estos los tocaré en este libro el cual espero pueda leer con una mente abierta que le permita poner en práctica todos los consejos que le dará, hágalo por salud y diviértase porque no hace nada bien estar estresado pensando en ¡por qué demonios tiene que dejar de comer carne o comida chatarra! si sigue este camino con la mente abierta a cambios se dará cuenta de que es algo muy sencillo que viene además con un gran beneficio, su salud.

Una última recomendación que le doy es: trabaje con su médico, hágale saber sobre su cambio de alimentación y siga con sus consultas ya que sólo él podrá hacer los análisis requeridos para ver su estado de salud y podrá eliminar medicamentos que tome y que en el mejor de los casos dejen de ser necesarios.

Nota: desde que me volví vegana por primera vez hasta el día de hoy han pasado casi 10 años, y definitivamente ha sido un camino largo de aprendizaje. Cuando yo empecé en el veganismo uno se topaba con mucha información personal, ahora, afortunadamente esto ha despegado increíblemente, y ya puede uno contar con información de expertos en el tema. La gente siempre verá como los mayores expertos a los doctores y es fácil deducir porqué, al final ellos son científicos, y conocen del cuerpo humano. Ya hay muchos recursos para apoyarse al cambiar a una dieta vegana, ya hay muchos médicos prescribiendo cambios en la alimentación para mejorar la salud, especialmente en casos de enfermedades metabólicas. Dos médicos a los que sigo y de los que me gusta aprender son el Dr. Michael Greger M.D. y su sitio de internet es NutritionFacts.org, el otro es Dr. John A. McDougall y su sitio de internet, el cual está además lleno de recetas veganas sanas es drmcdougall.com.

CAPITULO 1

ALIMENTACION BASADA EN PLANTAS

La alimentación basada en plantas es necesaria en cualquier plan de alimentación que se elija seguir. Tiene ya muchos proponentes en la esfera médica debido a que es excelente para eliminar los problemas de obesidad y trastornos metabólicos que atacan actualmente a un gran porcentaje de la población.

La alimentación basada en plantas es, como su nombre lo sugiere, un plan que puede ser completamente vegano o no, basado en su mayor parte en alimentos de origen vegetal. Ha tomado su fama principalmente con los veganos, especialmente con los que se llaman a sí mismos "crudiveganos" los cuales proponen además comer esos alimentos sin calentarlos por arriba de 48 grados centígrados, es decir, crudos. Y mientras que hay algunos alimentos que nos llaman a comerlos crudos, como las frutas, hay otros que no, como los almidones, los vegetales de la familia del brocoli y los granos; de hecho se ha demostrado que la cocción de estos alimentos mejora su digestión, hace que algunos nutrientes tengan mejor absorción, o de hecho potencia algunos de sus compuestos para que al consumirlos sean aprovechados por nuestro organismo.

Sin embargo, ya sea que se consuman los alimentos crudos o cocidos, la alimentación basada en plantas ha probado ser de mucha ayuda en el manejo de la obesidad y las enfermedades metabólicas. Y tiene su historia en el mundo médico, son muchos sus proponentes, aunque al final al leer las especificaciones de cada uno de ellos creamos que se contradicen, el mensaje en general y resumido es "para recuperar la salud come una alimentación basada en plantas".

Los planes de alimentación basados en plantas han sido prescritos por mucho tiempo. Aquí presento algunos de sus principales proponentes:

1. Dieta Barnard (prescrita por el Dr. Neal Barnard, fundador del Comité de Médicos por una Medicina Responsable): plan basado en almidones, vegetales y frutas. La dieta es baja en grasa. Se enfatiza en nunca comer productos de origen animal.

2. Dieta bíblica de Daniel: desde hace más de 2500 años se conoce la dieta de vegetales y agua que mejoró la salud de los hombres que la consumieron en 10 días, comparados con los hombres del rey que comían a base de carne.

3. Dieta basada en el Estudio de China (por el Dr. T, Colin Campbell): Basada en almidones, vegetales y frutas. Los productos animales pueden ocupar el 10% o menos de todos los alimentos consumidos.

4. Programa CHIP (por sus siglas en inglés El Programa de mejoría completa de la salud por el Dr. Hans Diehl): Basado en almidones, vegetales y frutas. El énfasis se hace en comer bajo en grasa.

5. Dieta Esselstyn: Basada en almidones, vegetales y frutas. No se permiten nueces, semillas, aguacates u otras plantas altas en grasa. El énfasis se hace en comer muy bajo en grasa.

6. Dieta Engine 2 (por el finado Dr. Esselstyn): es basada en almidones, vegetales y frutas. Se hace énfasis en comer muy bajo en grasa.

7. Dieta Fuhrman (por el Dr. Joel Fuhrman): basada en vegetales

amarillos y verdes, leguminosas, nueces y semillas. No es baja en grasa. Se admiten pequeñas cantidades de productos de origen animal. Se hace énfasis en comer los vegetales verdes los cuales son más densos en nutrientes.

8. Dieta Hallelujah (por el Reverendo George Malkmus): Consiste en 85% de alimentos crudos y a base de plantas sin procesar, y un 15% de comida cocida basada en plantas totalmente.

9. Dieta del arroz del Dr. Kempner (por el Dr. Walter Kempner): Basada en arroz y frutas. Basada en plantas y algunos pocos productos de origen animal después de la recuperación. Se hace énfasis en comer muy poco sodio.

10. Dieta Macrobiótica: Basada en granos (arroz) y vegetales. Ocasionalmente se consumen pescado, productos del mar, semillas y nueces.

11. Dieta McDougall (por el Dr. John McDougall): Basada en almidones, vegetales y frutas. Las personas sanas y delgadas pueden consumir algunas nueces, semillas y aguacates. Los productos de origen animal sólo durante las fiestas, de preferencia no. Se hace énfasis en consumir almidones.

12. Dieta de la Higiene Natural (por Herbert M. Shelton): Basada en alimentos crudos, vegetales, frutas y nueces; sugiere realizar ayunos periódicos y buena combinación de los alimentos.

13. Dieta Ornish (por el Dr. Dean Ornish): Basada en almidones, vegetales y frutas. Algo de pescado, lácteos bajos en grasa, y aceite de pescado, sólo en ocasiones.

14. Dieta Popper (por el Dr. Pam Popper): Basada en almidones, vegetales y frutas. Se hace énfasis en comer muy bajo en grasa.

15. Dieta Pritikin (por Nathan Pritikin): La dieta original era basada en almidones, vegetales y frutas. Se permiten pequeñas cantidades de

carne, pollo, pescado y lácteos bajos en grasa. Se enfatiza en comer muy bajo en grasa.[1]

El énfasis en la alimentación basada en plantas se hace en consumir suficientes almidones o suficientes frutas. La razón es que estos son los alimentos que nos darán saciedad. Si sólo consumimos vegetales verdes, necesitaríamos comer muchísimo porque estos contienen muy pocas calorías, además sería muy aburrido ¿Quién podría comer sólo vegetales verdes, sin nada? En cambio, si a la base de vegetales verdes le añadimos fruta, un aderezo frutal o un guiso a base de almidones la cosa cambia. Es muy fácil consumir muchos vegetales verdes al día si parte de ellos los agregamos a un licuado, por ejemplo, o hacemos algún que otro jugo verde, ensaladas acompañando todas las comidas o ensaladas bien grandes con muchas frutas o con almidones como comidas completas.

Por un tiempo llevé mi alimentación basada en plantas crudas al 100%, después la ajusté a un 85% que es lo que practico hasta el día de hoy. Muchas personas todavía recomiendan una dieta cruda totalmente sin embargo, para mí ha sido más fácil y creo que más sano incorporar alimentos cocidos, pero sí consumo alrededor de un 85% de alimentos crudos. ¿Qué alimentos cocidos consumo? Principalmente vegetales al vapor, granos como el arroz, la quínoa o el amaranto, frijoles y otras leguminosas, y platillos veganos bajos en grasa.

Enzimas y nutrientes en los alimentos crudos

Existe mucha controversia acerca de las enzimas en los alimentos vivos; mientras que unos promueven una alimentación basada al 100% en alimentos crudos por su contenido de enzimas, otros

[1] Tomado de https://www.drmcdougall.com/misc/2012nl/aug/wars.htm

exponentes mencionan que el tema de las enzimas no es suficiente para apoyar los beneficios de esta forma de alimentación. Entre este mar de opiniones, algunos dicen que las enzimas de los alimentos no tienen ningún beneficio sobre nuestro cuerpo, otros dicen que todo, sino es que la mayor parte del beneficio de los alimentos crudos proviene de las enzimas. Otro argumento a favor de las comidas crudas es que mantienen todos sus nutrientes intactos, pero ¿Qué hay de la absorción de esos nutrientes? Afortunadamente, debido a que cada vez hay más proponentes de dietas basadas en plantas y además de dietas basadas en plantas crudas, ya se ha empezado a investigar sobre sus beneficios.

"En lo que a nutrientes se refiere, se ha demostrado que algunos como la vitamina C se destruyen parcialmente con la cocción, por otro lado, algunos nutrientes mejoran su absorción con la cocción, por ejemplo, se obtienen tres veces más antioxidantes en las zanahorias cocidas que en las crudas, mas compuestos que atacan al cáncer en el brócoli cocido y mas licopeno en los tomates cocidos. Los minerales en los granos mejoran su absorción durante los procesos de elevación del pan, y los minerales en las nueces mejoran su absorción al someterlas a asado sin aceite"[2]

Volviendo a las enzimas vegetales, uno de los fitonutrientes más poderosos es formado por una enzima presente en el brócoli, esta enzima llamada mirosinasa tiene una función muy útil fisiológicamente hablando, la producción de sulforafano. Al cortar o masticar el brócoli o los germinados de brócoli crudos se libera esa enzima y empieza a trabajar para producir el fitonutriente, pero la cocción inactiva la enzima, así que el brócoli al vapor no la contiene. En el experimento realizado se observó que se puede picar o moler el

---

[2] Food and nutrient intake of Hallelujah vegetarians, Michael S. Donaldson

brócoli y esperar unos cuarenta minutos, para que la enzima se libere y produzca el fitonutriente el cual no es desactivado por el calor.[3]

"La enzima vegetal anti cáncer más potente"

La desintoxicación de carcinógenos y otras sustancias tóxicas se lleva a cabo en el hígado, y consiste en dos distintas enzimas que se dividen por fases. Las enzimas de fase uno neutralizan las toxinas por varias vías. Algunas de ellas convierten a las toxinas en sustancias que son inmediatamente eliminadas. Sin embargo, otras enzimas de la fase uno convierten a las toxinas en otros productos que son cancerígenos, y que necesitan tratamiento adicional antes de que puedan ser excretados. Las enzimas de la fase dos realizan este trabajo vital. Ya que desactivan estos metabolitos cancerígenos que resultaron de la fase uno, y el producto final se elimina de una vez por todas.

La fase dos es crítica. Si la fase uno se encuentra en buen estado de funcionamiento, pero no así la fase dos, la amenaza potencial de agentes cancerígenos aumenta. Aquí es donde el Sulforafano, producido por la enzima mirosinasa encontrada en el brocoli juega su papel preventivo contra el cáncer. El sulforafano es un potente inductor de las enzimas de la fase dos.[4]

Las bacterias de nuestro intestino producen la misma enzima que el brócoli, sin embargo se requiere comer más cantidad de brócoli cocido que crudo para lograr obtener la misma cantidad de sulforafano resultante. La mejor opción es picar o licuar el brócoli, dejar que la enzima se active y después cocinarlo.

---

[3] Vermeulen M, Klopping-Ketelaars IW, van den Berg R, Vaes WH. Bioavailability and kinetics of sulforaphane in humans after consumption of cooked versus raw broccoli. Journal of Agricultural and Food Chemistry. 2008 Nov 26;56(22):10505-9

[4] Nestle M. Broccoli sprouts as inducers of carcinogen-detoxifying enzyme systems: clinical, dietary and policy implications. Prcoceedings of the National Academy of Sciences USA, 1997 Oct 14;94(21):11149-51

Ahora, en cuanto a métodos de cocción, diferentes métodos afectan el perfil nutricional de diferentes alimentos. Los alimentos cocidos al vapor o en el microondas (aunque yo prefiero al vapor, ni siquiera tengo un horno de microondas) pueden ser incluso más nutritivos que los mismos alimentos crudos. Por otro lado, hervir y cocer a presión provoca pérdida de nutrientes, los cuales se quedan en el agua de cocción, aunque se remueve sólo el 14% de los antioxidantes. Pero hay excepciones, la col rizada hervida tiene mayores efectos estimuladores del sistema inmune que la col rizada cruda, el apio, los ejotes y las zanahorias se volvieron más nutritivos al ser cocinados, sin importar el método de cocción; las alcachofas, betabeles, cebollas y espárragos retuvieron sus nutrientes con todos los métodos de cocción. Y según este estudio el único vegetal que es mejor comer crudo es el pimiento morrón. Así que la mejor manera de comer los vegetales es la que nos haga comer más, con excepción de freírlos en aceite, lo cual sólo añade muchas calorías vacías .[5]

En resumen, no hay evidencia de que el conservar las enzimas intactas sea el mayor beneficio de comer los alimentos crudos, aún hay poca evidencia que pruebe que las dietas crudas sean superiores a otras dietas basadas en alimentos enteros, es decir, sin procesar. De ahí que podemos tener una excelente salud basando nuestra alimentación en plantas, sean estas crudas o cocidas.

En lo que si no nos podemos equivocar es en incorporar en nuestra alimentación, grandes ensaladas todos los días, ¿Qué tan grandes? Unas 5 tazas de espinacas o mezclas de lechugas y vegetales verdes, ya que estos son los superalimentos de la persona que basa su alimentación en plantas. Son muy densos en nutrientes y muy bajos en calorías. Debemos dejar de pensar que agregar unas dos o tres hojitas de algún vegetal verde en un sándwich cumple la ración

---

[5] Jimenez-Monreal AM, Garcia-Diz L, Martinez-Tome M, Mariscal M, Murcia MA. Influence of cooking methods on antioxidant activity of vegetables. Journal of Food Science. 2009 Apr;74(3):H97-H103

requerida. En lugar de eso podemos incorporarlos a los licuados verdes, pues ahí podemos lograr esconder unas dos o tres tazas. Y dejar el resto para incluir en una ensalada a la hora de la comida o cena.

Digestión y absorción de las comidas crudas

Algunas personas que tienen problemas con su digestión o que están enfermas y debilitadas, encuentran las comidas crudas muy difíciles de digerir, y a menudo se les restringe su consumo. Sin embargo, aquí el problema no son los alimentos, si no el estado de salud de la persona; cuando yo estuve en tratamiento con el gastroenterólogo tenía problemas de digestión, inflamación estomacal y reflujo no ácido, y estaba tomando medicamentos para controlar esos problemas, cuando mi doctor me dijo que tendría que seguir tomando esos medicamentos para "estar bien" decidí que trataría con la dieta de las comidas crudas para ver si con eso mejoraba mi estado de salud, y así fue, en el plazo de dos semanas estaba completamente libre de mis problemas y no he vuelto a tenerlos. Al introducir alimentos crudos en la forma de frutas y vegetales, la digestión siempre mejora, la razón puede ser que, son más fáciles de digerir que otros alimentos que se acostumbran comer, como los productos de origen animal.

Las frutas se digieren más fácilmente que los vegetales, pero ambos tardan un promedio de 2-4 horas en digerirse. Como estos alimentos están cargados de nutrientes, es muy recomendable incluirlos en la alimentación balanceada. He escuchado de muchas personas decir que, debido a que tienen una digestión deficiente se les ha prohibido comer ciertos vegetales y frutas, pero me pregunto: ¿qué hay acerca de todos esos "alimentos" procesados, cargados de azúcar y sal, grasas trans, de los productos de origen animal, etcétera? ¿Por qué no se les prohíbe comer eso, en lugar de los alimentos que realmente los pueden ayudar a sanar? Las frutas y los vegetales no son el problema.

Para mejorar la digestión ayuda siempre comer lo más natural posible, por ejemplo, para aumentar el consumo de vegetales crudos se puede empezar por incluir diariamente, por lo menos, 8 onzas (1 vaso) de jugo de vegetales recién hecho, de esta manera esos vegetales no tardarán en digerirse ya que se les retiró su fibra; haciendo esto por la mañana, en ayunas, el cuerpo inmediatamente asimilará todos esos nutrientes. Otra opción, es hacer licuados para el desayuno con hojas verdes y fruta, de esta manera, se obtiene toda la nutrición de las hojas verdes crudas, las cuales al estar perfectamente licuadas son de más fácil digestión, y cabe mencionar que la cantidad de fibra que aportan, ayuda a eliminar los problemas de estreñimiento.

En cuanto al resto de los vegetales, como todos los que contienen almidón, encuentro que es mejor comerlos enteros y masticarlos perfectamente, porque los almidones empiezan su digestión en la boca.

También, fermentar los vegetales ayuda a su digestión, y eso es realmente fácil de hacer en casa (ver la sección de recetas).

Para mejorar la digestión de las nueces y semillas, los proponentes de las comidas crudas recomiendan remojarlas en agua por lo menos una hora antes de comerlas, pero, a menos que se vayan a usar para hacer una salsa o un postre, las nueces y semillas mojadas no son muy apetecibles, para mejorar su sabor y textura también recomiendan ponerlas a secar en un deshidratador de alimentos después de haberlas remojado, lo cual es mucho trabajo. Al final nos queda una buena opción para el consumo de las nueces y semillas, las cuales al igual que las leguminosas mejoran la absorción de sus nutrientes al ser rostizadas, de preferencia sin aceite.

En fin, hay muchas maneras de mejorar la digestión, y muchas de ellas ni siquiera tienen que ver con el alimento que se está consumiendo, por ejemplo, comer en un ambiente relajado, masticar bien los alimentos, no beber agua en exceso durante las comidas, especialmente helada (o refresco, agua de frutas, etcétera), alimentarse sólo cuando se tiene hambre y no en exceso, hacer buenas combinaciones de alimentos, comidas sencillas, practicar ejercicios de yoga que mejoren la digestión, beber infusiones de hierbas digestivas, y la lista sigue.

Así que, haga la prueba, aumente su consumo de alimentos crudos, y vea mejorar su salud en general.

Otro aspecto a tomar en cuenta es el de la absorción de los nutrientes provenientes de los alimentos que ingerimos. Hay mucha especulación sobre si las personas que se alimentan exclusivamente con alimentos crudos absorben todos los nutrientes de esos alimentos, y de si esa nutrición que reciben es suficiente. Así que se realizó un estudio en Europa para evaluar a crudiveganos de muchos años. Se evaluaron personas que consumían 4 raciones de frutas y vegetales al día, contra personas que consumían 7 raciones de frutas y vegetales al día, tanto cocidas como crudas, contra personas siguiendo una dieta crudivegana en la cual consumían 17 raciones de frutas y vegetales crudos al día, y vieron en su sangre cuanto betacaroteno presentaban (el betacaroteno en sangre es considerado un marcador de una dieta sana). En los resultados vieron que el grupo que mas betacaroteno presentaba en sangre era el de las personas que comían 7 raciones de frutas y verduras al día, entre crudas y cocidas. Esto se debe a que la cocción de algunos alimentos, como vimos anteriormente, aumenta la absorción de sus nutrientes, como por ejemplo, las zanahorias, las cuales presentan más antioxidantes al ser cocinadas que al estar crudas.[6]

---

[6] Garcia AL, Mohan R, Koebnick C, Bub A, Heuer T, Strassner C, Groeneveld MJ, Katz N, Elmadfa I, Leitzmann C, Hoffmann I. Plasma beta-carotene is not a suitable biomarker of fruit and vegetable intake in german subjects with a long-term high consumption of fruits and vegetables. Annals of Nutrition and Metabolism. 2010;56(1):23-30. Epub2009 Nov 27.

Por lo tanto se recomienda comer una dieta basada en plantas crudas y cocidas para tener una buena salud. Si por alguna razón se desea consumir una dieta 100% cruda, hay que suplementar la vitamina b12 (tomando en cuenta que en una dieta estrictamente crudivegana no se consumirán alimentos procesados reforzados con la vitamina) consumir una buena cantidad, al menos 5 a 10 tazas de vegetales verdes, y al menos 50 gramos al día de nueces y semillas. Aunque algunas personas dan una dieta cruda a sus niños no es ideal, pues ellos tienen menor capacidad estomacal, y podemos ver que aunque una dieta 100% cruda es sana, no hay evidencia que sugiera que es más sana que una dieta basada en plantas con alimentos cocidos.

Qué alimentos se pueden comer crudos

Es bueno saber, además, que algunos alimentos no se pueden comer crudos, y que algunos que se pueden comer crudos pueden tener efectos adversos en nuestro organismo, más que nada cuando se consumen en cantidades exageradas. Hay personas que todo lo llevan al extremo, aunque no lo crean y pueden llegar a poner en riesgo su salud, finalmente, la cocción de los alimentos, como verán ayuda a neutralizar sustancias que las plantas desarrollan para protegerse contra los depredadores, o sea nosotros y los animales herbívoros, algunas raíces son verdaderamente venenosas, ¿recuerdan que no todos los hongos se pueden comer? Bueno, algo similar pasa aquí.

Empezamos con los vegetales crucíferos, que son el brócoli, coliflor, col rizada, repollo, arúgula, bok choy, brócoli rabe, colecitas de Bruselas, berza, rábano picante, colinabo, hojas de mostaza, rábano, col lombarda, nabo, hojas de nabo y berros, los cuales son alimentos muy nutritivos, son los principales anti cancerígenos y como vimos antes, el brócoli es el principal alimento cuyo subproducto de la enzima mirosinasa ayuda en la fase dos de la desintoxicación del hígado de sustancias cancerígenas, pero además, si se consumen crudos disminuyen la función de la glándula tiroides, así y que éstas es mejor cocerlas al vapor o fermentarlas como el sauerkraut (col agria) para que, de esta manera, no tengan ese efecto sobre la tiroides.

Estudios realizados en los años 1920 fueron los primeros en notar el desarrollo de bocio en conejos a los cuales se les daba una alimentación basada principalmente en repollo, a partir de esas investigaciones se encontraron compuestos que fueron llamados goitrogenos porque inhiben la absorción del yodo por parte de la glándula tiroides. Las crucíferas (entre otros alimentos), contienen goitrogenos los cuales pueden interferir con el funcionamiento de la glándula tiroides en personas con una ingesta insuficiente de yodo, ya que no le permiten la buena absorción de este. ¿Significa lo anterior que estos vegetales no se deben comer crudos? Significa que se pueden comer crudos con moderación, y se pueden comer perfectamente cocidos o fermentados, procesos que eliminan las sustancias tóxicas hacia la glándula tiroides. Estos vegetales contienen glucosinolatos y en una zona diferente de la célula contienen mirosinasa, enzima de la cual ya les hablé anteriormente, cuando se pica o licuan estos vegetales crudos, se rompen las células de la planta, lo que permite que la mirosinasa entre en contacto con los glucosinolatos, iniciando una reacción química que produce isotiocianatos, los cuales son potentes compuestos anti cáncer, y como también vimos antes esos compuestos no se pierden durante la cocción.

También se debe tomar en cuenta que existen otros alimentos que pueden estar contribuyendo a la mala función de la glándula tiroides, entre ellos la soya, la cual contiene isoflavonas como la genisteína y el equol, que inhiben la peroxidasa tiroidea, lo cual puede causar hipotiroidismo, tiroiditis autoinmune o bocio. Como las isoflavonas de soya están siendo promovidas como preventivas de cáncer, su uso en los alimentos procesados y suplementos alimenticios puede ser muy perjudicial para la salud de la glándula tiroides. [7]

[7] Doerge Dr, Sheehan DM. Goitrogenic and estrogenic activity of soy isoflavones. Environmental Health Perspectives. 2002;110 (suppl 3):349-353.

Otros alimentos crudos que contienen toxinas, y por lo tanto deben evitarse, son los siguientes:

- La lechuga de alforfón contiene fagopirina, la cual causa fagopirismo, que se caracteriza por una extrema sensibilidad de la piel al sol, al frío y al calor y es común en animales que consumen grandes cantidades de esta planta. En los seres humanos es tóxica cuando es consumida en grandes cantidades, por ejemplo al hacer jugos verdes e incluir en ellos la lechuga de alforfón. A diferencia de la lechuga de alforfón, los germinados no son problemáticos porque contienen sólo rastros de fagopirina, éstos son los más utilizados en el mundo de las comidas crudas para hacer granola o panes libres de gluten. También las semillas de alforfón, las cuales se venden comúnmente como Kasha o son molidas para hacer una excelente harina, han sido usadas por algunas culturas como alimento básico y son perfectamente seguras. El peligro no está en los granos, si no en la planta.

- Los germinados de frijol rojo son muy tóxicos y nunca deben consumirse crudos porque contienen fitohemaglutininas, las cuales pueden provocar la aglutinación de eritrocitos, de hecho estas se encuentran en muchas especies de frijoles, pero en mayor concentración en los rojos, y su cantidad disminuye con la cocción.

- La raíz de yuca es tóxica. por lo que nunca debe consumirse cruda, su toxicidad se debe a que contiene glucósidos cianogénicos que liberan el venenoso acido cianhídrico.

- La amigdalina se encuentra naturalmente en las semillas del chabacano, manzana, uva, sandias, ciertas nueces y particularmente en las almendras y contiene el tóxico cianuro.

Algunos textos mencionan otras toxinas contenidas en ciertos alimentos que se consumen en una dieta de comidas crudas, y por lo tanto, claman que su consumo no es seguro, sin embargo diversos estudios han probado lo contrario. Entre ellos están los siguientes:

- La canavanina, la cual en algunos textos es mencionada como un peligroso carcinógeno, es un aminoácido no-proteico que se encuentra en las semillas de alfalfa, cuyo propósito es dar almacenamiento a las proteínas dentro de las semillas, inhibir el crecimiento y aportar defensas contra los depredadores naturales. Un hombre de 150 libras de peso debería consumir alrededor de 14,000 miligramos de canavanina de una vez para que pueda tener un efecto tóxico, y la cantidad en una porción de germinados de alfalfa no pasa de unos pocos miligramos. Aún en cantidades tóxicas, la canavanina no es cancerígena, sino que causa una anemia en animales susceptibles por alteración en sus glóbulos rojos.
- Las saponinas encontradas en las leguminosas y sus germinados, espinacas, espárragos, betabeles, quínoa, entre otros alimentos, han sido consideradas tóxicas, ya que en experimentos in Vitro pueden afectar adversamente los glóbulos rojos, sin embargo también se les han encontrado propiedades anti-cancerígenas, antivirales y antiinflamatorias. Además se combinan con el colesterol presente en los alimentos evitando así que este se absorba en la sangre.
- La clara cruda de huevo contiene una glicoproteína llamada avidina, la cual bloquea la absorción de la biotina o vitamina B7, sin embargo, esta glicoproteína es neutralizada con el calor.
- Los chícharos contienen latirógenos, sustancias tóxicas que producen latirismo, sin embargo es poco frecuente observar la enfermedad, ya que sería necesario que los chícharos aportaran el 30% de las calorías diarias por 2-3 meses.

- El perejil, el apio y las chirivías contienen furanocumarinas, las cuales son sustancias tóxicas sólo en presencia de luz, que sirven como defensa de la planta contra los herbívoros y hongos patógenos.
- La carne cruda (sí, hay quienes comen carne cruda) pueden contener bacterias dañinas (que segregan toxinas), parásitos y virus que pueden provocar intoxicaciones alimentarias.
- El pescado crudo contiene larvas de el gusano Gnathostoma, el cual es un parásito altamente invasivo que migra a través de los tejidos subcutáneos y se manifiesta como pequeñas erupciones que migran por el cuerpo o la cara.
- La leche cruda puede contener *Mycobacteria bovis*, la cual puede causar tuberculosis no pulmonar.

Encontré un ejemplo de cómo se pueden llevar las cosas al extremo, aunque esto les suene raro no es tan infrecuente verlo. Se reportó un caso de coma inducido por consumo de bok choy crudo (repollo blanco chino), fue en una mujer que estaba consumiendo tres libras diarias, que equivale a 15 tazas al día, lo cual estuvo haciendo dos meses antes de ser admitida a la unidad de cuidados intensivos con falla respiratoria. Los vegetales crucíferos (de la familia del repollo) tienen, cada uno, diferente cantidad de glucosinolatos, estos compuestos que ejercen un efecto inhibitorio sobre la glándula tiroides, de los que les hablé antes, y mientras que uno podría consumir 50 tazas de coliflor cruda al día, solo tres tazas de hojas de mostaza al día es demasiado. Este caso demuestra el potencial de los factores nutricionales de tener un profundo efecto en la salud.[8]

Todas estas toxinas naturales presentes en las plantas, sirven el propósito de protegerlas de sus depredadores, incluyendo a los

---

[8] The New England Journal of Medicine. 2010 May 20;362(20):1945-6. Myxedema coma induced by ingestion of raw bok choy. Chu M, Seltzer TF.

animales y a los seres humanos. Hay que recordar que, aunque parezca atemorizante, esto sólo nos muestra la importancia de tener una alimentación variada, porque los efectos de estas toxinas se pueden ver cuando uno consume una cantidad realmente grande del alimento, como en el ejemplo anterior.

Dentro de toda esa variedad de alimentos, se puede obtener una nutrición excelente, aun si no se es vegetariano o crudívoro estricto, de hecho, hoy prefiero no etiquetar mi alimentación, no soy crudivegana porque mi alimentación comprende un buen porcentaje de alimentos cocidos, los cuales, como vimos anteriormente son igualmente muy saludables, y en algunos casos incluso más que crudos. Llevar una alimentación basada exclusivamente en plantas es más fácil incluyendo alimentos cocidos o procesados (los que encontremos más sanos y que ayuden a complementar nuestros hábitos de alimentación).

UN PUNTO MAS SOBRE LAS COMIDAS CRUDAS

Muchos libros de recetas de alimentos crudos tratan de imitar platillos cocidos. Al respecto, considero importante señalar que para fines de empezar a cambiar la alimentación o para consumir de vez en cuando, están muy bien, sin embargo, estos platillos tienen un exceso de grasa (pues la base de muchas recetas son nueces en grandes cantidades) y sal y por lo tanto la mayoría de las calorías consumidas al día terminan siendo de grasa, y esto es una receta para el desastre. Mi experiencia al cambiar mi alimentación de vegetariana convencional a una de comidas crudas, fue al inicio muy buena, recuerden que mi digestión mejoró y empecé a recuperar mi peso, el cual estaba muy bajo, aun así no logré mantener ese estilo de alimentación a largo plazo; mi principal error fue que la fuente de mis calorías diarias provenía de grasa, al no preparar alimentos cocidos, basaba mi alimentación en platillos hechos a base de hojas verdes (las cuales tienen virtualmente cero carbohidratos y muy pocas calorías), calabacitas, pepinos, apio y zanahorias crudos, y nueces, semillas y cremas de nueces (para hacer salsas, albóndigas, pates, etc.). Como consumía muy pocos carbohidratos (al no incluir ningún tipo de almidón en forma de papas o granos, y muy poca fruta) empecé a tener antojos de carbohidratos (no les sorprenda), y la manera en que los satisfacía en la alimentación de las comidas crudas era rellenando dátiles con crema de almendras ¡delicioso! Pero la peor combinación para la salud, es decir, grasas mas azúcar. No se crean eso que viene en algunos libros de comidas crudas que dice que, siempre y cuando todo sea crudo, puedes comer lo que quieras y combinarlo como quieras. Combinar grasas y azucares concentrados eleva los niveles de azúcar en sangre, y a largo plazo puede causar prediabetes o diabetes. Y los libros de comidas crudas están llenos de postrecitos basados en dátiles y nueces. Están muy bien para comer de vez en cuando, pero definitivamente no para tenerlos al diario en el refrigerador esperándonos para comerlos.

Nuestro cuerpo termina pidiendo carbohidratos porque los necesita, es nuestro principal combustible. Lo ideal es que la mayoría de las calorías en el día provenga de carbohidratos y no de grasas o proteínas. Esto quiere decir que lo ideal es comer principalmente frutas, verduras de hoja verde, vegetales, cereales enteros, vegetales de almidón como los camotes y las papas, y en menor cantidad, pastas de grano entero, nueces, aguacates y semillas. Aun cuando las grasas y las proteínas no son utilizadas como fuente inmediata de energía, sí son necesarias para balancear la dieta, por lo que no hay que excluirlas.

Es muy fácil entrar a una alimentación basada en plantas, puesto que para una alimentación sana es lo que debemos comer, se pueden ir dejando de lado los productos de origen animal poco a poco, limitándolos a una comida al día, después a sólo unos tres días por semana, para que uno se vaya acostumbrando, tanto fisiológica como psicológicamente, aunque hay quienes, como yo, decidirán dejarlos de la noche a la mañana. Si este último es el caso, habrá que tomar algunas precauciones:

1. Primero y lo más importante es comer suficiente, o más que lo que considerarían suficiente. Al entrar a una alimentación basada en plantas las calorías pueden llegar a reducirse drásticamente, en algunas personas eso podría llegar a provocar una pérdida de peso drástica, y aunque eso suene tentador, no es la manera correcta de perder peso. Se deben consumir las calorías suficientes durante el día, de otra manera se sentirán sin energía y con hambre, y la tendencia es pensar que lo que faltan son proteínas (es lo más común) cuando en realidad lo que faltan son simplemente calorías suficientes y por lo tanto suficientes nutrientes.

2. En una alimentación basada en plantas los nutrientes vienen de la mano con las calorías, es decir, si no se consumen suficientes calorías, no habrá suficientes nutrientes. Una herramienta que me gusta utilizar de vez en cuando es *cronometer.com*, es de muy buena utilidad para calcular al principio (como todo tiene una curva de aprendizaje) lo que uno está comiendo, especialmente para asegurarse de estar comiendo suficiente. Se requiere hacer un perfil con el peso y la talla, si se está embarazada o lactando, la edad y si se hace ejercicio.

3. Tener suficiente comida sana a la mano, principalmente fruta, es lo más rápido y conveniente, e igualmente sacar del refrigerador y la alacena todos los productos procesados con ingredientes de origen animal, altos en sodio y altos en grasa; es muy fácil estar con hambre y tomar lo que sea que se nos cruce en el camino, es muy fácil también pensar que ya se está a punto de la desnutrición después de medio día de no consumir lo que estamos acostumbrados. En la sección de recetas de este libro propongo algunas buenas ideas para incrementar el consumo plantas de una manera sencilla, rápida y deliciosa.

Para finalizar, creo que la dieta de las comidas crudas basada en plantas llevada al 100% puede llegar a ser muy difícil, porque puede ser una dieta en la que es difícil obtener las calorías necesarias para el día, especialmente si se restringe el consumo de nueces o frutas, además de que uno termina comiendo en restaurantes unas tristes ensaladas de pura lechuga con unos pedacitos de zanahoria y uno que otro tomate. Yo inicié de este modo y sané, sin embargo, pasado algún tiempo, alrededor de 6 meses, empecé a introducir un poco de vegetales cocinados al vapor, granos como el arroz, la quínoa y el amaranto, también introduje los vegetales fermentados, algunos alimentos procesados bajos en grasa y en sodio que ayudaran a complementar mi alimentación, y esporádicamente los fermentados de soya como el miso y el tempe, el kéfir de leche de coco y el té kombucha.

"Mientras el hombre continúe siendo el destructor despiadado de seres inferiores no conocerá la salud ni la paz. Mientras el hombre masacre animales, se matarán unos a otros. Ciertamente aquél que siembra la semilla del asesinato y dolor no puede cosechar gozo y amor".
Pitágoras (585-500 A. C.).

"Desde una edad temprana he rechazado el uso de la carne y llegará el día en que hombres como yo, verán el asesinato de animales como ven el asesinato de personas".
Leonardo Da Vinci (1452 -1519).

La alimentación de un hombre superior debe ser de frutos y raíces comestibles.
Miguel de Cervantes, "El Quijote" (1545-1616)

"Todos los seres tiemblan ante la violencia. Todos temen la muerte. Todos aman la vida. Mírate en las demás criaturas. ¿Entonces a quién podrías lastimar? ¿Qué daño podrías hacer?"
Buda

"No entiendo por qué se considera drástico pedirle a la gente que coma una alimentación vegetariana bien balanceada, mientras que es médicamente conservador hacerles el bypass triple y recetarles drogas para reducir el colesterol por el resto de sus vidas."
Dean Ornish, médico y autor de "Cómo revertir la enfermedad coronaria."

CAPITULO 2

VEGANISMO

Llevar una alimentación vegana, es un acto de amor, no sólo hacia los animales, sino también hacia uno mismo.

El término **vegano**, quizá lo haya usted escuchado últimamente, está tomando más fuerza, y se refiere a las personas que están a favor del respeto total hacia los animales, por lo tanto no consumen ningún tipo de producto animal incluso la miel, no usan ropa, zapatos o muebles de piel, ropa de seda o lana, productos de carey, marfil o pieles de animales exóticos, no usan cosméticos o productos de uso personal que estén probados en animales, no acuden a zoológicos ni circos en donde se usen animales para sus presentaciones, ni apoyan ninguna forma de abuso hacia los animales como el uso de caballos para tirar de carretas en las ciudades turísticas, o carruseles de caballos vivos, entre otras muchas formas de maltrato animal que existen en diversas partes del mundo, es decir, cuando cambiamos de región en el mundo cambiamos de animales abusados, como es el caso de los elefantes, que son usados de la misma manera que los caballos, para dar paseos, por poner un ejemplo.

El **vegetariano** se abstiene de comer ciertos productos animales, no todos, y entonces tenemos al **lactovegetariano** que sí consume productos lácteos, al **ovolactovegetariano** que incluye en su dieta huevos y lácteos, al **ovovegetariano** que consume huevo pero no lácteos, al **pescovegetariano** que aunque hay gente que se autodenomina de esta manera en realidad no es vegetariana puesto que incluye en su dieta productos animales como pescado y mariscos.

Se considera al **veganismo**, por lo tanto, como el estilo de vida más ético, ya que la persona estará dejando de apoyar la muerte de un animal inocente para poder alimentarse o vestirse. Y aunque hay muchos argumentos sobre como los veganos pueden llegar a ser muy groseros cuando se trata de defender a los animales del maltrato, la realidad es que, cuando una persona está iniciando en el veganismo lo único que no puede concebir es como otras personas no pueden entender lo que implica el uso y abuso de los animales, les pasa a todos, me pasó a mí, y aunque las intenciones no son malas, el método si lo es, a nadie nos gusta que nos molesten mientras estamos comiendo, o que nos critiquen lo que llevamos puesto, o peor aún, que nos tiren un bote de pintura encima de una prenda de vestir carísima, pero definitivamente hay maneras de hacer llegar el mensaje del veganismo y es lo que trato de hacer con este libro. De hecho, ya hay grandes campañas respetuosas para promover el veganismo, hay muchos documentales, hay muchos videos, hay mucha gente tratando de hacer llegar el mensaje de la mejor manera para que la gente preste atención, y ¿saben qué? ¡Está funcionando! Ya hay grandes diseñadores de ropa que han declarado que dejarán de usar pieles en sus colecciones; aunque usted no se haya dado cuenta, ya muchas de las bolsas y accesorios de marcas reconocidas parecen hechos de piel pero que no lo son, los zapatos deportivos de varias marcas reconocidas que antes llevaban con orgullo la etiqueta que decía 100% piel están cambiando hacia otros materiales hechos por el hombre, muchas marcas de ropa están cambiando a producción más ética hacia sus trabajadores y hacia el planeta, están cambiando los materiales tóxicos que antes usaban por materiales biodegradables, están evitando tirar directamente sus desechos a los ríos, en fin, podría seguir, pero en resumen ¡el cambio está sucediendo! Y es gracias a las personas que han tenido el valor de hacer todas esas denuncias.

Una persona vegetariana definitivamente va a llegar a tener una mayor consciencia de su propio cuerpo y del medio ambiente que lo rodea, por esa razón, muchos vegetarianos están cambiando al veganismo. Pero, ¿es el veganismo la alimentación adecuada para todos? ¡por supuesto! Ya hay mucha información científica que demuestra que una alimentación vegana basada en plantas es lo mejor para tener una salud excelente, un peso sano, y hasta un nivel atlético que compite con el de las personas que todavía piensan que para lograr un nivel atlético superior necesitan consumir proteína animal o suplementar proteína de alguna manera. Poco a poco se han ido tumbando los mitos que rodean a una alimentación sin productos de origen animal, ya hay muchos médicos que se están especializando en el tema y que están prescribiendo como tratamiento una alimentación basada en plantas, y no sólo como restricción, si no sabiendo que es lo mejor para que un paciente recupere la salud.

Cambiar al veganismo hoy es más sencillo, existe un movimiento fuerte y que va para adelante, ya se acabaron los días en los que en las ciudades como Monterrey, Nuevo León, México sólo tienen restaurantes de parrilladas o de cabrito, y pongo el ejemplo de esta ciudad que se hace llamar la "cuna de la carne asada" o algo por el estilo porque se veía como algo muy difícil implementar el veganismo como un estilo de vida, pero un grupo de gente responsable y trabajadora lo ha logrado, y debido a eso ¡hoy tienen muchos restaurantes que son estrictamente veganos! Hace unos años, si una persona no había tenido la suerte de nacer en una familia vegetariana, enfrentaba una tremenda presión social si decidía volverse vegetariano, mucho más si decidía ser vegano, primero por parte de la familia y después por parte de su círculo social, y muchas personas son muy vulnerables a este tipo de presión. Por supuesto que a mí me pasó, por un momento me afectó, soy humana, pero mi bienestar es lo que me mueve. No hacía caso de comentarios negativos, y ahora ya ni comentarios negativos hay. Si decide dar el cambio al veganismo, no trate de convencer a nadie más y no se sienta mal porque nadie lo siga, si no tiene hijos aún, cuando los tenga eventualmente ellos lo seguirán, así se empiezan a forjar los cambios, no se puede cambiar al mundo ni al país, ni siquiera a los vecinos, se tiene que buscar un cambio personal, poner el ejemplo y así quizá, algunas personas lo seguirán. No pierda su paciencia ni su alegría, si hace un cambio como este sólo para volverse una persona amargada y juiciosa, no vale la pena, busque algo más, después de todo, de esto se trata ser vegano, de ser feliz por estar sano, de ser feliz por ver que no se contribuye a la matanza de animales, y de tener compasión con las personas que no piensan como uno.

Hay otra razón por la que muchas personas, incluso niños, se vuelven hacia el movimiento vegano, y es que el maltrato que se les da a los animales para consumo es terrible. Muchos de ellos nunca ven siquiera la luz del día, están confinados en espacios apretados y malolientes, muchos enferman, por lo que todos son tratados con antibióticos, independientemente de que estén enfermos o no, el uso de antibióticos hoy día, en esta industria, es por prevención. El otro caso es el de los animales utilizados como entretenimiento en parques, circos o zoológicos. En pocas palabras, las condiciones son inhumanas, y a raíz de eso se han creado un gran número de documentales que muestran ese maltrato, para que las personas puedan verlos y hacer conciencia de lo que están promoviendo al seguir comprando los productos de origen animal o al seguir acudiendo a lugares donde se utilizan animales como medio de entretenimiento, aquí les paso una lista de algunos de ellos para que los puedan ver y darse cuenta por ustedes mismos. Una advertencia, son imágenes desgarradoras, pero impactantes para lograr su objetivo:

1. Earthlings (Shaun Monson, 2005)
2. The Animals Film (M. Alaux, V. Schonfeld, 1981)
3. Blackfish
4. The Cove (L. Psihoyos, 2009)

5. Meet your Meat (Bruce Friedrich, 2002)
6. Home (Yann-Arthus Bertrand, 2009)
7. The Elephant in the living room (Michael Werber, 2010)
8. Animal (Angel Mora, 2007)
9. Sharkwater (Rob Stewart, 2006)

Hay otros documentales mas "ligeros de ver" que se enfocan en el aspecto de la salud, no tanto del maltrato animal, como los siguientes:

1. Food Inc. (Robert Kenner, 2008)
2. Cowspiracy: The Sustainability Secret (Kip Andersen, Keegan Kuhr, 2014)
3. Forks over knives (Lee Fulkerson, 2011)
4. Meat the truth (Karen Soeters, Gertjan Zwanikken, 2007)
5. Food Matters (James Colquhoun, Carlo Ledesma, 2008)

A mis 27 años estaba un día con mi esposo en un restaurante de comida china y le dije: "hoy voy a ordenar el pollo agridulce porque es la última vez que lo voy a comer". En realidad no sé si me escuchó porque una semana después, cuando vio que yo sólo le estaba preparando carne a él me preguntó por qué no estaba comiéndola también. Así que no podía creer cuando le dije que ya no comería pollo, carne, pescado, ni mariscos de ahí en adelante. De hecho, él no fue el único, toda mi familia estaba preocupadísima de que yo me fuera a desnutrir por no consumir suficiente proteína o de que mis huesos se fueran a descalcificar, por lo tanto tuve que informarme de todo con respecto al nuevo estilo de vida que acababa de adoptar. De esa manera empecé a estudiar los beneficios de la alimentación vegetariana y vegana. Empecé con el veganismo y después me fui al vegetarianismo, ya saben porque, ya les conté esa historia, estaba recién haciendo el cambio y estaba aun en un punto en el que creía que todos somos diferentes, y que no hay una dieta que funcione bien para todas las personas. Información hay mucha y toda se contradice, así que decidí no hacer caso de las personas que no son médicos o nutriólogos y enfocarme en ellos para obtener información, y aun así encontré información contradictoria; mi viaje en el vegetarianismo ha sido largo y he aprendido mucho, y al final me he dado cuenta de que cuando he hecho cambios en mi alimentación, refiriéndome a reintroducir alimentos de origen animal mi cuerpo ha reaccionado; desde que inicié han pasado diez años, pero cada vez que en mi alimentación volví a introducir alimentos de origen animal dos cosas pasaron, subía de peso y mi cutis se veía muy grasoso e hinchado, eso pasó cada vez.

Cuando uno se inicia en el veganismo hay mucha resistencia tanto de uno como de la sociedad, lo he visto cada vez, el principal error es ver al veganismo como una dieta restrictiva. En cambio, si ve al veganismo como un estilo de vida que lo beneficia y además no promueve el maltrato animal entonces es diferente, entonces son sus propios valores los que le mueven.

Cuando lo pruebe y se sienta tan bien, a menudo se preguntará ¿por qué las personas no se dan cuenta que este es un estilo de vida que da muchos beneficios? A mí me pasa todos los días, recuerdo mi situación antes de cambiar mis hábitos alimenticios, cómo siempre caía víctima de las infecciones de vías respiratorias en el invierno, a veces padecía de bronquitis, o la gripa ocasional, recuerdo que batallaba para levantarme en las mañanas y no podía estar alerta y con energía durante todo el día, me quejaba de dolores de espalda y de rodillas. Así que, hoy pienso ¿Cómo se puede disfrutar al máximo la vida teniendo dolor o enfermedad? ¿Cómo se puede disfrutar si uno no puede ni siquiera levantarse por las mañanas con energía? ¿Cómo puede uno salir a ver el sol y la naturaleza y tener, todos los días, la disposición de que ese día sea el mejor que se ha vivido?

A continuación quiero presentar las razones por las cuales considero que lo mejor para nosotros y para el mundo en el que vivimos, es abstenernos de consumir o adquirir productos de origen animal, o por lo menos, disminuir su consumo al mínimo.

Carne

El argumento más convincente en contra del veganismo es "que se necesita consumir proteína animal para estar sano" pero la ciencia demuestra lo contrario. Dejando de lado la grasa saturada o la falta de fibra, los productos de origen animal tienen otros componentes muy concentrados debido a las prácticas de agricultura animal que se tienen hoy en día, el producto de origen animal no es el mismo que conocimos antes, hoy lo que se vende son carnes altamente cargadas de antibióticos, hormonas, químicos, son el producto de animales enfermos. Estas prácticas son el resultado de la alta demanda de productos de origen animal en una población creciente y mal informada. Veamos algunos puntos importantes al respecto.

Actualmente la industria usa una enzima llamada transglutaminasa para pegar carne, es decir, se toman sobras y se pegan para hacer un bloque de carne más grande que se pueda vender; los investigadores encontraron hasta 5% de tendones y también vieron que hay contaminación bacteriana, principalmente de E. coli 0157:H7[9] en la carne que es tratada de esta manera, indicando que el proceso de restructuración puede llevar materia fecal desde la superficie contaminada al interior de la carne. Los investigadores también encontraron el pegamento en el salmón y el pavo.[10] Además investigadores determinaron que la transglutaminasa puede tener efectos adversos en pacientes con enfermedad celiaca y con sensibilidad al gluten.[11]

---

[9] M.T. Ortega-Valenzuela, R.K. Phebus, H. Thippareddi, J.L. Marsden, C.L. Kastner. E. Coli 0157:H7 risk assessment for production and cooking of restructures beef steaks. Report of progress (Kansas State University. Agricultural experiment station and cooperative extension service); 873 2010

[10] S. Benjakul, S. Phatcharat, S. Tammatinna, W. Visessanguan, H. Kishimura. Improvement of gelling properties of lizardfisch mince as influenced by microbial transglutaminasa and fish freshness. The Journal of Food Science. 2008 73(6):S239-S246

[11] M.N. Marsh. Transglutaminasa, gluten and celiac disease: Food for thought.

Otro tipo de contaminación frecuente en la carne es la de sustancias como antibióticos, dioxinas como los PCB's y hormonas. Antes los antibióticos y sulfamidas eran usados para el control de enfermedades, pero posteriormente se descubrieron otros usos como su aplicación para promover el crecimiento. El uso masivo e indiscriminado de antimicrobianos, trae consigo consecuencias negativas, como lo es la generación de cepas bacterianas resistentes a los antibióticos y la presencia de residuos en los productos destinados al consumo humano, especialmente los huevos, la leche y la carne. Al ser consumidas por el ser humano, pequeñas dosis de antimicrobianos presentes en los alimentos pueden producir hipersensibilidad, de manera que, al tratar a las personas sensibles con el antibiótico respectivo, pueden presentarse reacciones adversas[12].

Investigadores comprobaron la presencia de un número importante de antibióticos como Bactrim, enrofloxacino y ciprofloxacino en sujetos de estudio que no estaban tomando antibióticos y los colocaron en un plan alimenticio vegetariano, después de cinco días los antibióticos fueron eliminados de sus cuerpos[13]; para asegurarse de que los restos de antibióticos estaban presentes en la carne, hicieron un estudio de seguimiento y probaron los niveles de residuos de antibióticos en la carne y, en efecto, comprobaron que "el consumo de carne de res, cerdo, pollo y productos lácteos podría explicar la eliminación diaria de antibióticos en la orina"[14]

Nature Medicine. 1997 3(7):725-726

[12]Residuos de antimicrobianos en canales de vacas E.Gesche, M.V., Dr. agricultura: C. Emilfork, M.V.Instituto de Medicina Preventiva Veterinaria, Universidad Austral de Chile, Casilla 567, Valdivia, Chile.

[13] Ji K, Lim Kho Y, Park Y, Choi K. Influence of a five-day vegetarian diet on urinary levels of antibiotics and phthalate metabolites: a pilot study. Environmental Research 2010 May;110(4):375-82.

[14] Ji K, Kho Y, Park C, Paek D, Ryu P, Paek D, Kim M, Kim P, Choi K. Influence of water and food consumption on inadvertent antibiotics intake among general

Además de los antibióticos y las bacterias otra fuente de contaminación son los plaguicidas que se acumulan en el tejido graso, incluso en el veteado graso del músculo y las hormonas, las cuales son de uso permitido como el zeranol, nandrolona y acetato de trembolona, e incluso el clenbuterol, el cual está prohibido, sin embargo se han encontrado casos en México donde todavía se usa. También se usan químicos para que la carne conserve su color rojo.

Las hormonas anabólicas son usadas para acelerar el crecimiento del ganado y así obtener la carne en poco tiempo, pongamos por ejemplo el caso del Zeranol, el cual es uno de los más potentes disruptores de hormonas, 100,000 veces más estrogénico que los químicos plásticos como el BPA, y que a diferencia de estos últimos, los cuales pueden estar presentes accidentalmente, es usado deliberadamente y aparece justo en la carne que usted ingiere. Esta sustancia, el zeranol puede causar la transformación de células normales de seno en células cancerosas, como se observó en el laboratorio, en un período de sólo 21 días.[15] Otra de las sustancias usadas, el Dietilestilbestrol o DES es una sustancia cancerígena que se utiliza como hormona de crecimiento en las gallinas de granja para que puedan poner huevos desde los tres meses de edad; esta sustancia es muy peculiar ya que provoca que las niñas tengan una menstruación temprana y que en los niños se retrase la aparición de los caracteres sexuales secundarios, además las gallinas la excretan en sus heces las cuales son usadas para hacer "pollinaza" que se usa para alimentar al ganado.[16] Muchas personas creen evitar el consumo de toxinas comprando solo carne orgánica, pero existen otras toxinas que se presentan en la materia orgánica muerta, como son la espermina, cadaverina y la putresina,

---

population. Environmental Research. 2010 Oct; 110(7):641-9.

[15] P Xu, W Ye, H Li, S H Lin, C T Kuo, E Feng, Y C Lin. Zeranol enhances leptin-induced proliferation in primary cultured human breast cancer epithelial cells. Molecular Medicine Reports. 2010 Sep-Oct;3(5):795-800

[16] www.zoetecnocampo.com/foro/Forum15/HTML/000005.html

esta última es un compuesto químico de la descomposición que contribuye al olor de la carne putrefacta, pero que además es encontrada en el pescado, carne, queso y otros alimentos fermentados que no están descompuestos, y que recientemente se ha encontrado que puede tener efectos carcinogénicos, la concentración más alta de esta sustancia se encuentra en el atún. [17]

Otra fuente de contaminación son los microorganismos como la bacteria *E. coli,* Clostridium difficile, Salmonella, SARM (Staphylococcus aureus resistente a la meticilina) los cuales causan miles de muertes al año. Hoy día, en medicina una de las principales preocupaciones es la aparición de las bacterias súper resistentes a los antibióticos, resistencia no sólo a una clase de antibióticos, sino a múltiples clases de antibióticos; tomo por ejemplo a la Salmonella, la cual fue encontrada en 2013 contaminando el pollo, la cual ya es resistente a las cefalosporinas de tercera generación como la ceftriaxona.[18]

Mientras que las bacterias o parásitos encontrados en la carne se pueden eliminar mediante la cocción, estudios han demostrado que no pasa lo mismo con los residuos de antibióticos. En un estudio realizado para determinar el efecto del cocinado en los residuos de sulfametazina en la carne y otros productos cárnicos de porcino, se demostró que no existe un cambio significativo entre la concentración

---

[17] Ladero, Victor, Calles-Enriquez, Marina; Fernandes, Maria; A. Alvarez, Miguel. Toxicological effects of Dietary Biogenic Amines. Current Nutrition & Food Science, Volume 6, Number 2, May 2010, pp. 145-156(12)

[18] J. P. Folster, G. Pecid, A. Singh, B. Duval, R. Rickert, S. Ayers, J. Abbott, B. McGlinchey, J. Bauer-Turpin, J. Haro, K. Hise, S. Zhao, P. J. Fedorka-Cray, J. Whichard, P. F. McDermott. Characterization of extended-spectrum cephalosporin-resistant Salmonella enteric serovar Heidelberg isolated from food animals, retail meat and humans in the United States 2009. Foodborne Pathogens and Disease. 2012 9(7):638-645.

de sulfametazina residual encontrada en tejidos crudos y cocidos, con excepción de los jamones.[19]

El uso de antibióticos juega un papel importante en la crisis de salud pública que representa la resistencia bacteriana a los antibióticos...se ha puesto relativamente poca atención a como son usados los antibióticos en las granjas de animales y como esto contribuye al problema de la resistencia a los antibióticos...

Public Health Reports
A review of Antibiotic Use in food animals: perspective, policy and potencial.
Timothy F. Landrs, RN, CNP, PhD, Bevin Cohen, MPH, and Elaine L. Larson, RN, PhD, FAAN, CIC

El caso del pollo es muy importante exponerlo, el pollo y el pavo destinados para consumo humano, así como sus productos, están infectados con una gran cantidad de agentes transmisibles que causan una variedad de enfermedades en los animales, incluyendo cáncer, enfermedades del sistema nervioso, enfermedades cardiovasculares, enfermedades renales, entre otras, y estos microorganismos son una fuente potencial de infección en los seres humanos, estos pueden infectarse por contacto directo con los animales vivos o muertos, sus secreciones corporales y la sangre (el líquido que viene en los paquetes con la carne cruda de pollo o pavo), por el consumo de la carne cruda o cocida de manera inadecuada, o mediante otros

[19] Haydee Hayamai González Carrillo, Angélica Espinoza Plasencia, Germán Cumplido Barbeitia, María del Carmen Bermudez Almada. Estabilidad de sulfametazina en carne y productos carnicos de cerdo tratados térmicamente. Veterinaria México. Abril-junio año/vol. 35, numero 002. Universidad Nacional Autónoma de México.

productos como los huevos. Ya existe evidencia de que los humanos son infectados comúnmente con virus provenientes de estas aves como lo son el virus de la leucosis/sarcoma aviar, virus de la reticuloendoteliosis aviar y el virus de la enfermedad de Marek. Comparando con un grupo control vieron que en las personas que trabajan en la industria del pollo hubo un exceso de muertes debido a trastornos de la glandula tiroides, condiciones psicóticas seniles y pre-seniles (parecidas a la esquizofrenia), enfermedad de las células del cuerno anterior, miastenia grave, hipertensión arterial, enfermedad cardiaca, enfermedades del esófago, peritonitis y otras enfermedades de los riñones.[20] Existen también virus causantes de cáncer en los pollos, los cuales pueden infectar al ser humano, como lo muestra un estudio en el que encontraron que los trabajadores de mataderos de pollos tienen 9 veces más probabilidades de desarrollar un cáncer pancreático o de hígado. Para poner esto en contexto, el riesgo más estudiado de cáncer pancreático es el fumar cigarros, una persona que fuma por más de 50 años, tiene el doble de probabilidades de desarrollar cáncer pancreático, y en cuanto al cáncer de hígado, el caso más estudiado es el de beber alcohol, aquellos que consumen más de 4 bebidas al día tienen tres veces más posibilidades de desarrollar cáncer de hígado.[21]

El consumo de pollo está relacionado con obesidad más que el consumo de cualquier otro tipo de carne, la teoría que surge es que la obesidad está relacionada con un virus causante de obesidad, el adenovirus 36, que en los pollos se transmite cuando los ponen en la misma jaula, y una de cada 5 personas con obesidad da positivo a las pruebas para ese virus, las personas que tienen exposición a ese virus

---

[20] Johnson ES, Uay LC, Zhou Y, Singh KP, Ndetan H. Mortality in Baltimore union poultry cohort: non-malignant diseases. International Archives of Occupational and Environmental Health, 2010 Jun;83(5):543-52.

[21] M. Felini, E. Johnson, N. Preacely, V. Sarda, H. Ndetan, S. Bangara. A pilot case-cohort study of liver and pancreatic cancers in poultry workers. Annals of Epidemiology 2011 21(10):755-766.

en promedio son 33[22] libras (14.96 kilos) más pesados que los que dieron negativo en la prueba, y los niños que dieron positivo al virus son 35 libras (15.87 kilos) más pesados en promedio.[23] Los datos en animales y gente sugieren que el virus ha contribuido con el incremento mundial de la obesidad en la niñez.

Las hamburguesas y las salchichas, así como otros embutidos suelen elaborarse con residuos de las carnicerías, los cuales son tratados sintética y químicamente, son inundados con saborizantes y colorantes artificiales, entre otros aditivos como son los nitritos, los cuales por sí solos no son dañinos, pero que al combinarse con las aminas existentes en el estómago forman nitrosaminas, los cancerígenos más potentes porque son solubles en agua, que al final se distribuyen hacia todos los tejidos corporales. Al ahumar carnes o al cocerlas a las brasas, se forman benzopirenos que son también cancerígenos.

El consumo de carne es recomendado como fuente de proteína para los seres humanos, pero, alguna vez se ha puesto a pensar ¿de dónde obtienen su proteína los elefantes, los hipopótamos, los gorilas o las mismas vacas? ¡Pues de las plantas! Existe suficiente proteína en la alimentación basada en plantas. Ahora ¿no le parece un poco absurdo que, como mencioné anteriormente, se alimente a las reses con "pollinaza" o "mezcla de excrementos de pollo" para que éstas puedan crecer y engordar? Si lo único que una vaca tiene que comer para formar su músculo es hierba, ¿para qué tomarse la molestia de hacerles una comida especial? Pues bien, la respuesta es que con el crecimiento de la población y las necesidades de alimentación que ésta tiene, se deben buscar maneras de aumentar la producción de ganado.

---

[22] S Esposito, V Preti, S Consolo, E Nazzari, N Principi. Adenovirus 36 infection and obesity. Journal of Clinical Virology. 2012 Oct;55(2):95-100
[23] R L Atkinson. Human adenovirus-36 and childhood obesity. International Journal of Pediatric Obesity. 2011 Sep;6 Suppl 1:2-6

En general, existen varias razones a considerar antes de seguir basando nuestra dieta en productos de origen animal, algunas son las siguientes:

1. Menor riesgo de padecer cáncer. Se ha reportado que los vegetarianos tienen una disminución del 25 a 50% en el riesgo de desarrollar un cáncer.

2. Menor riesgo de enfermedades cardiacas. Se ha probado que al ser una dieta antiinflamatoria, también se reduce o revierte la enfermedad cardiaca.

3. Menor riesgo de osteoporosis.

4. Menor riesgo de desarrollar cálculos renales. Demasiada proteína animal en la dieta forma ácido, el cual el cuerpo busca neutralizar, para hacerlo libera calcio de los huesos, este calcio puede provocar la formación de cálculos renales. Debido al elevado consumo de proteína animal la incidencia de cálculos renales ha aumentado.

5. Los animales criados para consumo pueden acarrear enfermedades y contienen químicos tóxicos. De acuerdo con la FDA, el pollo es la fuente numero uno de enfermedades relacionadas con la comida. La carne tiene hasta 14 veces más concentración de pesticidas y otros químicos que los vegetales.

6. Uso ineficiente de la agricultura. Una enorme cantidad del grano que se produce es destinado a alimentar a los animales.

7. Uso ineficiente del agua. Según Georg Borgstrom, de la Universidad de Michigan, se necesitan 21 000 litros de agua para producir 1 kilo de carne de res. Según la Universidad de California, se necesitan 44 000 litros de agua para producir 1 kilo de carne de res, 13 700 litros de agua para producir 1 kilo de carne de puerco y 6 800 litros de agua para producir 1 kilo de carne de pollo.

8. Contaminación ambiental. Criar animales para comida es uno de los mayores contaminantes de nuestra agua y suelo.

9. Destrucción del hábitat natural. Se necesita más tierra para criar animales para alimento que para producir el equivalente en valor nutricional en plantas comestibles, además de que se destruyen bosques para crear espacio para ranchos ganaderos.

10. Los animales criados para alimento están siempre amontonados, tanto que a veces no se pueden dar ni la vuelta y, en el caso de los pollos, no pueden ni siquiera estirar sus alas.

11. Los animales son torturados, por ejemplo, al poco de nacer a los pollos se les rebana el pico para evitar que se piquen al estar tan apretados. Son alimentados a la fuerza para que crezcan y se desarrollen lo más rápido posible. Las gallinas ponedoras de huevo están sujetas a luz artificial las 24 horas del día y están apretadas en pequeñas jaulas una arriba de otra para facilitar la recolección de los huevos.

12. Finalmente creo que la razón más importante es que en realidad no se necesita comer productos animales y menos en las cantidades acostumbradas actualmente, muchas personas sólo los comen porque les gusta el sabor, sin importar los efectos que ocasionen en su salud.

Pescado

En cualquier página de internet o blog que promueva el consumo de una alimentación basada principalmente en plantas, aún se enlista al pescado como un superalimento, necesario para la salud cerebral, como la única fuente de ácidos grasos omega 3 y, como la mejor fuente de proteína (como si las plantas no tuvieran suficiente proteína). Sin embargo, el pescado es el único alimento del cual la FDA advierte su consumo a las embarazadas por la alta cantidad de contaminación con toxinas y químicos que contiene, entre los cuales están:

- ✓ Metales como mercurio y plomo
- ✓ Químicos industriales como los PCBs (bifenilos policlorados).
- ✓ Pesticidas como el DDT.
- ✓ Alquifenol (potente estrogénico)
- ✓ Dietoxilato de nonifenol (en salmón únicamente)[24]

Nuestros océanos, lagos y ríos están muy contaminados y, como resultado de esto, los animales acuáticos están tan contaminados que es mejor evitar su consumo. Los tóxicos como el mercurio, los PCBs y las dioxinas, se acumulan en nuestro cuerpo con el tiempo y pueden resultar en problemas de salud que van, desde pequeños cambios difíciles de detectar, hasta defectos de nacimiento y cáncer. Algunos estudios muestran que puede tomar hasta 5 años que una mujer que está en edad de reproducirse se deshaga de los PCBs en su cuerpo y hasta 12-18 meses reducir significativamente sus niveles de mercurio. Las mujeres que comieron pescado contaminado antes de embarazarse, pueden tener niños con lento desarrollo y aprendizaje. Los fetos en desarrollo están expuestos a las toxinas almacenadas a través de la placenta.

Todos estos contaminantes vienen de descargas municipales e industriales que llegan directamente hasta nuestros ríos y mares, pero también la lluvia puede acarrear los químicos desde la tierra hacia los ríos y lagos. Ahí los peces toman todas estas toxinas de varias maneras. El mercurio, por ejemplo, es convertido por las bacterias en metilmercurio el cual es absorbido por los peces principalmente desde su comida. De esta manera, los peces más grandes y viejos, tienen más mercurio acumulado que los peces más jóvenes y

---

[24] I Mao, Y Lu, M Chen. A simplified method for simultaneous quantitation of alkylphenols and alkylphenol ethoxylates in meat and fish using high-performande liquid chromatografhy with fluorescence detection. International Journal of Environmental Analytical Chemistry. 2007 86(10):713-722.

pequeños, y los peces depredadores que están más arriba en la cadena alimenticia como los tiburones, tienen más niveles de mercurio que los peces que se encuentran más abajo en la cadena alimenticia, esto debido al proceso de biomagnificación. Los peces también pueden absorber químicos orgánicos como PCBs, DDT y dioxinas desde el agua, sedimentos suspendidos y desde su comida. En áreas contaminadas, los peces que viven en el fondo tienen más niveles de toxinas concentrados en su piel, órganos y tejidos grasos porque todos esos contaminantes se asientan en el fondo de ríos y estuarios contaminados.

Existen ciertos nutrientes encontrados en los peces que son importantes, especialmente aceites esenciales que contribuyen con la salud cerebral, sin embargo, todas estas toxinas, al ser solubles en grasa, estarán presentes en los aceites de pescado. Es mucho mayor el riesgo que el beneficio que se puede obtener al consumir estos "aceites milagrosos", hay fuentes alimenticias en las plantas que contienen estos nutrientes, y además hay suplementos alimenticios veganos, pero más sobre este tema en el capítulo 9.

Productos lácteos

La leche es un superalimento, de eso no hay duda, está diseñada para ser el único alimento de un mamífero bebé. En la naturaleza, todos los mamíferos son amamantados cuando pequeños con la leche que sus madres les proporcionan, y lo hacen durante el tiempo en que ese mamífero, sea cual fuere, no puede alimentarse por sí solo, pero una vez que pueden procurarse su propio alimento, se destetan, es decir, dejan de alimentarse con leche para cambiar a su alimentación básica, ya sea de carne como los leones y tigres o de hierba como todos los rumiantes y los elefantes. No es debatible el hecho de que la naturaleza proporcionó a las madres con el alimento perfecto para sus bebés. Así, es importante saber que por un periodo de su vida, un bebé va a estar alimentado solamente con leche, y lo ideal es que sea la materna, la cual es un alimento completo. La leche materna es única en su composición y es ideal para el bebé humano, al igual que la leche de vaca es única en su composición y es ideal para un becerro. Durante este periodo el bebé toma todos sus nutrientes a partir de la leche, pero llegado el momento, él también será destetado y ahora dependerá de otras fuentes alimentarias para su nutrición.

Según textos de gastroenterología, la lactasa que es la enzima que desdobla la lactosa, la cual es el azúcar presente en la leche, se pierde a partir de los 3 años y medio de edad. Mientras que existe una cantidad adecuada de lactasa en el recién nacido, en el momento en que un niño llega a la infancia temprana, ha perdido hasta el 95% de la lactasa y el resto se pierde con la edad. Es por esta razón que la mayoría de las personas padecen molestias gastrointestinales cuando la consumen. En mi opinión esa es razón suficiente para limitar o eliminar su consumo, sin embargo, el consumo de leche se ha asociado con más que un dolor de estómago.

Nuestras autoridades en nutrición nos dicen que la leche es un alimento básico para el ser humano, sin embargo, diversos estudios apuntan a lo contrario, incluso existen muchos estudios que hablan sobre los detrimentos a la salud aportados por este alimento. A continuación les presento fragmentos de artículos médicos sobre diversas enfermedades relacionadas con el consumo de la leche de vaca pasteurizada y contaminada con antibióticos y hormonas que es la que hoy se encuentra en los supermercados.

ACIDEZ EN LA SANGRE

- "La proteína en la dieta incrementa la producción de ácido en la sangre, el cual puede ser neutralizado mediante el calcio movilizado a partir del esqueleto" (American Journal of Clinical Nutrition, 1995; 61,4).

ACNE

- "El Dr. Jerome Fisher menciona, "alrededor del 80 % de las vacas que están dando leche están preñadas y liberando hormonas continuamente. La progesterona se desdobla en andrógenos, los cuales han sido implicados como un factor en el desarrollo del acné". El Dr. Fisher observó que sus pacientes adolescentes mejoraron su condición tan pronto dejaron de beber leche. (A study of One thousand cases, Jerome Kearney Fisher, M.D., Med. Sc. D.)
- Hormonas encontradas en la leche de vaca incluyen: Estradiol, Estriol, Progesterona, testosterona, 17-cetoesteroides, corticosterona, hormona del crecimiento, prolactina, oxitocina. (Journal of Endocrine Reviews, 14(6) 1992).

ALERGIAS

- Los productos lácteos pueden tener un papel importante en el desarrollo de alergias, asma, trastornos de sueño y migrañas. (Israel Journal of Medical Sciences 1983; 19(9): 806-809 Pediatrics 1989;84(4):595-603)
- La leche de vaca, especialmente la procesada, ha sido ligada con una gran variedad de problemas, incluyendo: producción de moco, pérdida de hemoglobina, diabetes, enfermedad cardiaca, arterioesclerosis, artritis, cálculos renales, depresión, irritabilidad, alergias". (Townsend Medical Letter, May, 1995, Julie Klotter, MD).
- Al menos 50% de todos los niños en Estados Unidos son alérgicos a la leche de vaca, muchos de ellos sin diagnóstico. Los productos lácteos son los principales causantes de alergias alimentarias, a menudo presentadas como diarrea, constipación y fatiga. Muchos casos de asma e infecciones sinusales se alivian o incluso eliminan con el sólo hecho de retirar los lácteos de la dieta". (Natural Health, July, 1994, Nathaniel Mead, MD).

- La mayoría de los bebés alimentados con fórmula láctea, desarrollaron síntomas de alergia a las proteínas de la leche de vaca al mes de edad. Alrededor del 50-70% experimentaron erupciones u otros síntomas cutáneos, 50-60% síntomas gastrointestinales y 20-30% síntomas respiratorios. El tratamiento recomendado es eliminar la leche de vaca. (Epidemiological and Immunological Aspects of Cow's Milk Protein Allergy and Intolerance in Infancy. Pediatric-Allergy-Immunology, August, 1994).

ANEMIA

- En 1990, el Journal de Pediatría (Vol. 226) reportó: "La leche de vaca puede causar pérdida de sangre a partir del tracto gastrointestinal, la cual con el tiempo, puede reducir los niveles de hierro del cuerpo. La pérdida de sangre puede ser una reacción a las proteínas contenidas en la leche.
- "El sangrado intestinal inducido por la leche de vaca es una causa bien reconocida de sangrado rectal en la niñez. En todos los casos, el sangrado fue resuelto completamente después de eliminar la leche de vaca de la dieta". (Journal of Pediatric Surgery, October 1999).

ARTRITIS REUMATOIDE

- En 1985, el Journal of the Royal Society of Medicine (volumen 78) reportó el caso de una niña de 8 años de edad con artritis reumatoide severa, en su conclusión se lee: "la artritis reumatoide juvenil era una severa alergia a la leche de vaca, después de tres semanas de eliminar todos los productos lácteos de la dieta, la paciente estaba libre de dolor".
- El British Journal of Rheumatology (36; 1, 1997) reportó: "43 pacientes con artritis reumatoide fueron estudiados, aquellos

asignados a una dieta vegana tuvieron una mejoría en sus síntomas".

CANCER UTERINO Y DE SENO

- La industria de los lácteos promociona la leche como un alimento excelente para las mujeres, especialmente entre las edades de 25 a 65 años, sin embargo, en su propaganda no se advierte (y parece que se ignora completamente) el hecho de que la leche de vaca contiene una poderosa hormona del crecimiento, la IFG-1 (factor de crecimiento insulínico tipo 1). Este es idéntico en humanos y en vacas y esta hormona se ha identificado como un factor clave en el crecimiento tumoral.
- Los IGF son importantes en la carcinogénesis, posiblemente porque incrementan el riesgo de transformación celular. Estos datos indican que altos niveles de IGF-1 están asociados con un riesgo incrementado de varios tipos de carcinomas que son comunes en los países económicamente desarrollados. (Hormone Research, 1999, 51; 3).
- La galactosa está ligada tanto al cáncer de ovario como a la infertilidad... las mujeres que consumen productos lácteos regularmente, tienen un riesgo tres veces mayor de desarrollar cáncer de ovario que las mujeres que no los consumen. (The Lancet 1989:2).
- El interés en el papel de los IGF en el control de crecimiento y la carcinogénesis se ha incrementado recientemente, por el hallazgo de niveles elevados en el suero de IGF-1 asociados con tres de los cánceres mas prevalentes en los Estados Unidos: cáncer de próstata, cáncer colorrectal, y cáncer pulmonar. Los IGFs sirven como estimuladores de la mitogénesis, supervivencia y transformación celular. (Journal of Cellular Physiolgy, 2000 April, 183:1)
- El IGF-1 reacciona sinérgicamente con el estrógeno, y juega un papel esencial en el crecimiento y proliferación del cáncer de

ovario. (Journal of Clinical Endocrinology and Metabolism, Feb. 1994, 78(2)

- El IGF-1 está involucrado de manera crítica en el crecimiento aberrante de las células del cáncer mamario humano. (M. Lippman. Journal of Naural Institute Health Research, 1991, 3).
- Los factores de crecimiento insulínicos son factores clave en el crecimiento del cáncer de seno. (J. A. Figueroa, Journal of Cellular Physiology., Nov., 1993, 157(2)
- EL IGF-1 acelera el crecimiento de las células del cáncer de seno. (M. Lippman Science, Vol. 259, January 29,1993).

INFECCIONES DE OIDOS

- Las alergias a la leche son muy comunes en niños. Son la principal causa de las infecciones crónicas de oídos que plagan hasta el 40% de los niños menores de 6 años. (Julian Whitaker, M.D. Health & Healing, October 1998, Vol. 8, No. 10).
- La leche de vaca se ha vuelto un punto de controversia entre doctores y nutriólogos: "hubo un tiempo en el que se consideraba muy deseable, pero las investigaciones nos han forzado a evaluar las recomendaciones". Los productos lácteos contribuyen a un sorprendente número de problemas de salud incluyendo problemas crónicos de oídos. (Benjamin Spock, M.D. Child Care 7th Edition).

OSTEOPOROSIS

- En 1994, el American Journal of Epidemiology (volumen 139) reportó: "El consumo de productos lácteos, particularmente a la edad de 20 años, está asociado con el aumento de riesgo de fractura de cadera... el metabolismo de la proteína causa un aumento de la eliminación de calcio en la orina".
- Investigadores de la Universidad de Yale encontraron que aquellos países con la mayor incidencia de osteoporosis,

incluyendo Estados Unidos, Suecia y Finlandia, eran aquellos en que la población consumía la mayor cantidad de carne, leche y otros alimentos de origen animal.

- En las naciones asiáticas, por ejemplo, donde el consumo de lácteos es bajo y las mujeres tienden a ser delgadas y de osamenta pequeña, (ambos factores de riesgo universalmente aceptados para el desarrollo de la osteoporosis), los índices de fractura suelen ser mucho más bajos que los de Estados Unidos y los países escandinavos, donde el consumo de estos productos es considerablemente mayor.
- La Universidad de Harvard realizó un estudio que consistió en supervisar a 77,761 enfermeras durante un período de 12 años. Se encontró que en aquellas que consumieron la mayor cantidad de calcio obtenido de productos lácteos, aumentó significativamente el riesgo de fracturas con respecto a aquellas mujeres que rara vez consumieron leche y sus derivados, en las cuales no ocurrió aumento alguno. (Publicado por el American Journal of Public Health, 1997, volumen 87).
- Un estudio del National Institute of Health de la Universidad de California, publicado en el American Journal of Clinical Nutrition en el 2001, determinó que: "las mujeres que consumen la mayor parte de sus proteínas de fuentes animales, presentaron tres veces mayor grado de pérdida ósea y 3.7 veces mayor grado de fracturas de cadera que aquellas que obtuvieron sus proteínas de fuentes no animales".
- Investigadores de la Universidad de Sidney (Australia) y el hospital de Westmead descubrieron que el consumo de lácteos, especialmente desde muy joven, aumenta el riesgo de fracturas en edad avanzada (American Journal of Epidemiology, 1994).

MUERTE SUBITA INFANTIL

- La leche materna protege al recién nacido contra patógenos gastrointestinales, y diversos estudios epidemiológicos indican que, comparados con los bebés amamantados, los que son alimentados con fórmula corren un mayor riesgo de morir súbitamente. (Immunology and Medical Microbiology, 1999 Aug. 25:1-2)

- La hipersensibilidad a la leche está implicada como una causa en la muerte súbita del recién nacido. (The Lancet, vol. 2, November 19, 1960).
- Los bebés que murieron por el síndrome de muerte súbita infantil, expresaron respuestas inflamatorias inapropiadas, lo cual sugirió reacciones alérgicas violentas a proteínas externas. El tejido de los pulmones y las células mostraron respuestas similares a la inflamación de las paredes bronquiales presente en el asma. (The Lancet, vol. 343, Junio 4, 1994).
- Los infantes que consumieron leche de vaca, tuvieron 14 veces más probabilidades de morir por complicaciones relacionadas con diarrea y 4 veces más probabilidades de morir por neumonía que los bebés que fueron amamantados. La intolerancia y alergia a los productos lácteos es un factor en el síndrome de muerte súbita infantil. (The Lancet, vol. 344, November 5, 1994).

CALCULOS RENALES

- La leche de vaca, especialmente la procesada, se ha ligado con una variedad de problemas a la salud, incluyendo la formación de cálculos en los riñones. (Townsend Medical Letter, May, 1995, Julie Klotter, MD).

Existe mucha propaganda acerca de los beneficios de beber leche, pero en realidad, la gente que paga por lanzar toda esa propaganda es la que vende la leche, obviamente, ya que no se puede vender algo si se habla mal acerca del producto. Como pudieron ver anteriormente, muchos estudios han ligado el consumo de leche con múltiples problemas de salud por la gran cantidad de hormonas, antibióticos, toxinas, y además por la proteína que contiene; además, debemos tomar en cuenta que la leche de vaca está diseñada, por la naturaleza, para un becerro, no para un bebé humano, es por esa razón que existen las fórmulas lácteas a base de leche de vaca, el sistema de un bebé no tolera el consumo de leche entera. Hoy en día el índice de obesidad en los niños es muy alto, y viene de la mano con problemas de salud que se observan en personas adultas obesas. Hoy los niños padecen diabetes de tipo II, enfermedades cardiacas e hipertensión arterial. Estoy consciente que las fórmulas lácteas procesadas para el consumo de los bebés, tienen otros ingredientes que también son dañinos para la salud, como soya y jarabe de maíz de alta fructosa, por lo tanto, estos constituyen parte del problema de la obesidad que está presente hoy en día incluso en los infantes.

Todos los mamíferos son destetados a una cierta edad por una razón, la leche es su alimento de bebés y cuando ellos crecen ya no la toman, porque ya pueden alimentarse por sí solos. ¿Nunca se ha puesto a pensar por qué muchas personas son intolerantes a la lactosa? La enzima requerida para digerir la lactosa, es decir la lactasa, desaparece o disminuye en cantidad del intestino humano a partir de los 5 a 7 años de edad, entonces las papilas gustativas dicen no a la leche, la cual es rechazada, por lo tanto se le empieza a disfrazar el sabor con azúcar, chocolate, fresa y demás, para que los niños la beban. ¿No es lógico entonces pensar que más bien deberíamos eliminar ese alimento de nuestra dieta? Pero entonces, ¿de dónde obtendríamos nuestro calcio? Comerciales en la televisión nos dicen que se necesitan mínimo 2 vasos diarios de leche para que un niño tenga la suficiente cantidad de calcio para evitar fracturas en sus huesos, sin embargo, diversos estudios han demostrado que el mayor consumo de leche durante la niñez y la adolescencia no fue asociado con un menor riesgo de fractura, sino con un incremento en el riesgo de fractura en hombres.[25] En otro estudio clínico, se hizo seguimiento

[25] D Feskanich, H A Bischoff-Ferrari, A L Frazier, W C Willet. Milk consumption during teenage years and risk of hip fractures in older adults. JAMA Pediatrics. 2014 Jan;168(1):54-60.

por 20 años de 100,000 hombres y mujeres y lo que encontraron fue que las mujeres que bebían leche tuvieron mortalidad más alta, mas enfermedad del corazón y significativamente más cáncer, por cada vaso de leche, tres vasos al día se asocio con casi el doble de riesgo de muerte, y también tuvieron significativamente más fracturas de cadera y de huesos[26].

Además de los detrimentos a la salud que los lácteos proporcionan, se debe pensar en que la leche de vaca es un producto obtenido a base de mucha crueldad, después de todo, ellas producen la leche para nutrir a sus becerros, de los cuales son separadas recién nacidos para evitar que los amamanten, son mantenidas despiertas y ordeñadas en la noche para poder tener leche por la mañana, se les dan drogas como la oxitocina para incrementar la producción de leche, usualmente las condiciones en las que se mantienen son completamente antihigiénicas y para evitar que se enfermen, se les dan grandes cantidades de antibióticos, así que piénselo por un momento, ¿realmente es todo eso necesario?

En cuanto a los quesos se refiere, están hechos en su mayor parte por caseína, más la grasa de la leche, por esa razón muchas personas los encuentran difíciles de digerir, y debido a que son naturalmente deshidratantes, pueden provocar estreñimiento. Además, algunos contienen colorantes artificiales, mucha sal u otros ingredientes que no contribuyen a la salud.

Una revisión a los productos lácteos fermentados

Estudios realizados a varias marcas de yogurt, han mostrado que no contienen los microorganismos *Lactobacillus vulgaricus* y *Streptococcus termophilus* por los cuales son comercializados y de los cuales dependen sus "efectos benéficos a la salud" debido al

---

[26] K Michaelsson, A Wolk, S Langenskiold, S Basu, Warensjo Lemming, H Melhus, L Byberg. Milk intake and risk of mortality and fractures in women and men: cohort studies. BMJ. 2014 Oct 28;349:g6015

proceso de pasteurización, por lo que ese producto no es más que un tipo de leche ácida, que no contiene los beneficios de un verdadero yogurt. Y claro, no se debe dejar de lado que incluso algunas marcas de yogurt "natural" contienen azúcar, o aspartame (los que dicen "sin azúcar"), entre otros ingredientes indeseados en una dieta sana.

Otro producto lácteo fermentado es el kéfir. El kéfir contiene bacterias benéficas que no se encuentran en el yogurt como son *Lactobacillus kéfir, Leuconostoc mesenteroides subsp. cremoris* y *Lactococcus lactis subs. diacetylactis,* también contiene levaduras benéficas como *Saccharomyces kéfir* las cuales pueden dominar, controlar y eliminar levaduras patógenas destructivas en el cuerpo. El tamaño de las curdas del kéfir es menor que las del yogurt, lo cual lo hace de mas fácil digestión. De igual manera, lo recomendable es preparar su kéfir en casa.

Sin embargo, tomando en cuenta el factor crueldad, lo más recomendable es dejarlos fuera de la alimentación, tomando en cuenta que hay cantidades de alimentos fermentados que uno mismo puede preparar incluso en casa (ver más adelante como preparar vegetales fermentados). Pero si aun desea no hacer el trabajo y ya traer algo fermentado en su carrito de compra, existen otras opciones, una de ellas, muy popular hoy en día es el te kombucha, otro es el kéfir de agua de coco, el kimchi coreano (ver en la etiqueta que no contenga caldo de pescado) y el vinagre de manzana vivo.

Huevo

Hace unos años, cuando salió la primera edición de este libro, aun consideraba que los huevos eran un alimento que da salud, sin embargo, cada vez hay más información científica que demuestra que al igual que otros alimentos de origen animal, el huevo no es un alimento sano. Y por más que la industria del huevo quiera probar que el huevo es un superalimento, cuando se pone toda la evidencia científica junta y se analiza, se encuentra lo siguiente "las personas que comen la mayor cantidad de huevo tiene un incremento en el riesgo de enfermedad cardiovascular de 19%, un incremento en el riesgo de desarrollar diabetes del 68%, y ya una vez que padecen diabetes, un aumento del 85% en el riesgo de desarrollar una enfermedad cardiaca; en cuanto a la cantidad de huevo consumido, menos de un huevo al día fue asociado con un aumento del 6-40% en el riesgo de desarrollar enfermedad cardiaca y un 29% de riesgo de desarrollar diabetes."[27] ¿Ya no suena tan sano no? Recuerden que las cosas que más importan para nuestra salud son las que hacemos con una base consistente, es decir, los hábitos, ¿Cuántos huevos se come habitualmente? ¿Al día? ¿Por semana? Quizá quiera tomar eso en cuenta, y sustituir el huevo por algo más de entre todos los maravillosos alimentos que nos da la tierra, y de paso eliminamos el factor crueldad hacia las aves de corral, el cual es inimaginable, pero si ya vio alguno de los documentales sugeridos ya se habrá dado cuenta de eso.

Errores del vegetarianismo

Relacionamos al vegetarianismo-veganismo con la salud, incluso muchos estudios apuntan a eso, porque en realidad dejar de consumir alimentos de origen animal mejora nuestra salud, ese solo hecho, pero hay que añadir a eso, que por alguna razón las personas que desarrollan ese hábito consciente son más propensas a desarrollar otros hábitos de salud, como el hacer ejercicio, el dormir temprano y la cantidad de horas adecuadas, el tomar dosis adecuadas de sol, el beber agua, y claro que todo eso cuenta. Pero hay algo que es muy importante a considerar y es, los alimentos que se eligen consumir, porque no es lo mismo ser vegano basando su alimentación en plantas, especialmente frutas y vegetales, que ser vegano basando su alimentación en todos los productos empaquetados especiales para veganos que ahora existen en los supermercados, y es que el

[27] Y Li, C Zhou, X Zhou, L Li. Egg consumption and risk of cardiovascular diseases and diabetes: A meta-analysis. Atherosclerosis. 2013 229(2):524-530.

veganismo ha tenido un boom, lo cual es bueno, y por supuesto que la industria de los alimentos va a responder, lo cual es excelente, cada paso hacia dejar de lado los alimentos de origen animal es bueno, si la industria responde es porque hay demanda; esos alimentos son excelentes para la transición al veganismo además, porque hay personas que llegan a este estilo de vida y en realidad extrañan su alimentos, a los que están acostumbrados, pero no es lo mismo comer frutas y vegetales que comer waffles congelados libres de gluten y orgánicos ¿me explico? Recuerden que lo que hacen como hábito es lo que más importa.

El resultado de esto es que muchas personas se enfocan más en ser veganas, que en comer saludable. Por ejemplo, refrescos de cola, nieve, papas fritas, dulces, pasteles, todo eso puede ser vegano, siempre y cuando el empaque especifique que son libres de huevo y lácteos, pero no se puede pensar que si nuestra alimentación se basa en esos productos va a ser una alimentación sana. Ese tipo de alimentación es la que llevan muchos veganos, a esos que escuchas diciendo "yo no soy vegana por salud, si no por estar en contra al maltrato animal" y está bien, es válido, pero al final vienen a ser a ellos a quienes toman por ejemplo para decir que el veganismo no es sano, que el veganismo promueve la desnutrición o que no es verdad que vas a tener un peso saludable si eres vegano. La clave de la salud en una alimentación vegana es basarla en plantas y eliminar, o reducir al mínimo, todos los alimentos dañinos, y entre ellos están la soya procesada, azúcar blanca, harina blanca, las comidas chatarra, los alimentos procesados, en especial los que son creados para vegetarianos, porque éstos a menudo están hechos con proteína texturizada de soya.

Soya

Se puso atención en la soya debido a que al estudiar a las personas de países asiáticos se hizo evidente el hecho de que ellos no padecen las mismas enfermedades que los occidentales en las mismas proporciones, como ciertos tipos de cáncer, enfermedad cardíaca, obesidad, osteoporosis, y eso fue relacionado con el consumo de soya, tenía que ser algo alimentario (cabe mencionar que personas de origen asiático que son introducidos a los mismo alimentos de la dieta americana estándar si caen victima de esas enfermedades, y que su dieta es muy diferente, no sólo en el aspecto de que consumen productos de soya). La soya, además, tiene un perfil similar al de la proteína animal, así que muchas compañías promovieron la soya como el sustituto por excelencia de proteína para los vegetarianos y veganos; la soya se usa entonces para sustituir los alimentos de origen animal favoritos de mucha gente como la leche, queso, carne, salchichas, hamburguesas o carne molida. Debido a que la soya es barata, hoy en día está contenida en la mayoría de los alimentos procesados que se venden en el mercado, en forma de aceite de soya, lecitina o proteína texturizada. Así que si piensa usted que no está consumiendo soya, lea las etiquetas de los productos procesados y dese cuenta cuántos de esos productos la contienen. El problema con la soya es que se ha promovido como un alimento que no tiene problema en consumirse en grandes cantidades, y estudios recientes nos muestran que no es así, que aunque el consumo de soya, de preferencia orgánica, tiene sus beneficios, el consumo en grandes cantidades tiene el efecto de negar los beneficios de llevar una alimentación basada en plantas. Algunos de los puntos a considerar sobre el consumo de soya son los siguientes:

- Los fitoestrógenos (isoflavonas) genisteína y daidzeina, son imitadores de los estrógenos humanos, había controversia sobre si son dañinos a la salud o no, especialmente en mujeres que han tenido cáncer de seno. En un estudio en el que siguieron cerca de 2,000 sobrevivientes de cáncer, las mujeres que estaban tomando la droga Tamoxifen (para prevenir la recurrencia del cáncer) y que consumían la mayor cantidad de soya, tuvieron un 60% de reducción de recurrencia del cáncer, comparadas con las mujeres que consumían la menor cantidad de soya.[28] Además se ha encontrado que estos fitoestrógenos protegen contra el cáncer también en hombres, y además se ha encontrado que no disminuyen la fertilidad masculina[29]. Los fitoestrógenos de la soya protegen los senos de los estrógenos ováricos, y en un estudio encontraron que las mujeres con cáncer de seno disminuyeron la mortalidad en 50%, es decir, que las mujeres con cáncer de seno que consumen productos de soya viven más[30].

- Se ha encontrado recientemente que el consumo de soya puede disminuir el riesgo de padecer diabetes en un 50%[31], puede ayudar a las personas a perder peso, y bajar el colesterol malo[32].
- Alrededor del 80% de la soya es genéticamente modificada y contiene uno de los más altos niveles de contaminación por pesticidas. Sin embargo, la soya transgénica es usada principalmente para alimentar ganado, es decir, para la producción de alimentos de origen animal, y no para consumo humano, aun así, representa un gran problema ambiental y de

---

[28] N. Guha, M. L. Kwan, C. P. Quesenberry Jr, E. K. Weltzien, A. L. Castillo, and B. J. Caan. Soy isoflavonnes and risk of cancer recurrence in a cohort of breast cancer survivors: the Life After Cancer Epidemiology study. Breast Cancer Research and Treatment, 118(2):395-405, 2009.

[29] Chavarro JE, Toth TL, Sadio SM, Hauser R. soy food and isoflavone intake in relation to semen quality parameters among men from an infertility clinic. Human Reproduction. 2003 Nov:23(11):2584-90 Epub 2008 Jul 23.

[30] B.N. Fink, S. E. Steck, M.S. Wolff, J.A. Britton, G.C. Kabat, M.M. Gaudet, P.E. Abrahamson, P. Bell, J.C. Schroeder, S.L. Teitalbaum, A.I. Neugut, & M.D. Gammon. Dietary flavonoid intake and breast cancer survival among women on Long Island. Cancer Epidemiology Biomarkers and Prevention, 16(11):2285-2292, 2007

[31] R. Villegas, Y.T. Gao, G. Yang, H.L. Li, T.A. Elasy, W. Zheng, & X. O. Shu. Legume and soy food intake and the incidence of type 2 diabetes in the Shanghai Women's Health Study. American Journal of Clinical Nutrition, 87(1):162-167, 2008.

[32] F.H. Liao, M.J. Shieh, S.C. Yang. S.H. Lin & Y.W. Chien. Effectiveness of a soy-based compared with traditional low-calorie diet on weight loss and lipid levels in overweight adults. Nutrition 23 (7-8):551-556, 2007.

salud para las personas que viven en las comunidades en donde se produce la soya GMO.

- Se ha determinado que 7-18 porciones de soya al día (lo cual es demasiado) por un largo periodo de tiempo (un año) pueden llegar a neutralizar los efectos benéficos del consumo de una alimentación basada en plantas, basándose en eso y en otros estudios, se ha llegado a la recomendación de 3-5 porciones al día de soya es la cantidad que nos puede dar los mejores beneficios a la salud.[33]

Volviendo al tema de los asiáticos, aunque ellos consumen soya, los alimentos de soya son muy diferentes a los que se nos vienen a la mente, en lugar de salchichas, hamburguesas o carne molida, ellos consumen el frijol de soya tierno (edamame), el tofu o las formas fermentadas, principalmente.

Después de un largo proceso de fermentación, los niveles de ácido fitico y anti nutrientes contenidos en la soya son reducidos, y además, se crean probióticos benéficos para el sistema digestivo. Tomando esto en cuenta se concluye, que las formas de soya que tienen estos beneficios son las siguientes:

- *Nato,* esta es una pasta fermentada hecha de frijoles de soya, que tiene una textura pegajosa y fuerte, con un sabor parecido al queso. Esta cargado con natoquinasa, el cual es un poderoso adelgazador de la sangre. Es la fuente más elevada conocida de vitamina K2 y tiene poderosas bacterias benéficas como los *Bacillus subtilis.* Este producto puede ser encontrado en las tiendas de productos asiáticos.

- *Tempe,* este es un pastel fermentado de soya con una textura firme y un sabor como de nuez o champiñones.

- *Miso,* esta es una pasta fermentada con una textura como de mantequilla y de sabor salado, comúnmente usada para hacer sopa miso.

- *Salsa de soya,* tradicionalmente hecha fermentando los frijoles de soya y añadiendo sal y enzimas, sin embargo, muchas variedades vendidas en el mercado están hechas artificialmente usando procesos químicos. La salsa de soya real se llama Tamari, y se puede conseguir también baja en sodio y libre de trigo. El Nama Shoyu es también una salsa de soya fermentada y no pasteurizada, pero sí contiene trigo, por lo tanto, no se recomienda para pacientes que lleven una dieta específica sin gluten de trigo.

Acerca del tofu puedo mencionar que aunque no es un producto fermentado de soya, sí es un producto entero, se le llama comúnmente queso de soya por ser una masa coagulada de leche de soya, por lo tanto es más saludable que las otras formas procesadas de la soya, es muy sabroso en los platillos con vegetales, tiene una textura como de queso panela y un sabor muy suave. Yo lo como sólo cuando voy a mi restaurante de comida china favorito, debido a que rara vez lo compro, como vimos anteriormente 3-5 porciones de soya al día son protectoras, así que para mi consumirlo de vez en cuando está muy bien; se cae en el exceso cuando tomamos la soya y la hacemos parte de cada comida diaria, porque muchos libros de comidas vegetarianas la incluyen en las recetas, como sustituto de huevos para el desayuno, sustituto de queso crema para pasteles, como sustituto de carne, albóndigas, hamburguesas y más, lo cual es demasiado. Si se busca tener una alimentación balanceada es mejor consumir una variedad de leguminosas, ya que comparadas con la soya, otras leguminosas presentan mayores beneficios a la salud, como por ejemplo, ayudan a disminuir el colesterol malo alrededor de 8 puntos, la soya alrededor de 4 puntos[34].

Además debemos tomar en cuenta el hecho de que siempre es mejor buscar las fuentes orgánicas de soya, para evitar la contaminación con pesticidas y herbicidas, o que sea transgénica. Se ha estimado que los cultivos transgénicos se han incrementado en su uso 100 veces, de 1.7 millones de hectáreas en 1996 a 170 millones de hectáreas en 2012, los 4 cultivos transgénicos principales son la soya, el algodón, la canola y el maíz, y en EU, el mayor consumidor y productor de transgénicos del mundo, una gran mayoría de los transgénicos cultivados son usados para alimentar el ganado para consumo humano. En cuanto al uso de agroquímicos, el mayor peligro es para las comunidades en las que son sembrados estos cultivos, están envenenando a la tierra, el agua, la flora y fauna locales y a las personas que habitan esos lugares. Hay mucha información al respecto, y aquí, les voy a sugerir que vean algunos documentales que muestran de manera más certera el problema, debemos tomar conciencia de lo que compramos y de lo que apoyamos.

- El veneno está en la mesa (Silvio Tendler).
- Nuestro pan de cada día.
- Medio ambiente agrotóxico.
- Secuelas de agroquímicos en Misiones (Informe de Anush Mourat).
- El efecto Monsanto.
- El mundo según Monsanto.

---

[34] Bazzano LA, Thompson AM, Tees MT, Nguyen CH, Winham DM. Non-soy legume consumption lowers cholesterol levels: a meta-analysis of randomized controlled trials. Nutrition Metabolism and Cardiovascular Diseases. 2011 Feb:21(2):94-103. Epub 2009 Nov 25.

En conclusión, si es usted un vegano que basa su alimentación en plantas, que escoge los mejores alimentos, como son frutas y vegetales, nueces y semillas, y además elimina el consumo de alimentos procesados, harina blanca, azúcar blanca y alimentos que contengan colorantes y saborizantes artificiales, ciertamente tendrá una muy buena salud. Este tipo de alimentación es, en mi opinión, la que todo mundo debería buscar, ya que es una excelente alimentación para prevenir las enfermedades que están matando a nuestra sociedad como la hipertensión arterial, la enfermedad cardiaca, la diabetes tipo 2 y el cáncer.

CAPITULO 3

VENENOS BLANCOS

¿Por qué venenos? Ciertamente no le van a matar con una vez que los consuma, el problema que yo veo es la frecuencia de consumo, diariamente éstos se encuentran en la alimentación, reemplazando a los alimentos que deberían ser base de la dieta. Los pequeños son alimentados con ellos desde bebés, y están escondidos en virtualmente todos los alimentos procesados, incluso algunos de los considerados "sanos".

En este capítulo voy a hablarle sobre los tres ingredientes principales de los alimentos procesados, de todo lo que en el supermercado se encuentra en latas, cajas, bolsas, comidas listas para el microondas, etc. Los tres ingredientes sobre los que a continuación usted leerá, son los primeros que se deben eliminar completamente de la alimentación. ¿Por qué? Porque son los principales ingredientes promotores de las enfermedades metabólicas en el ser humano, tales como la diabetes y la enfermedad cardiaca, además, si está tratando de bajar de peso, definitivamente esos son sus principales saboteadores. Existen muchos estudios que han demostrado la relación que tienen estos ingredientes, con el desarrollo de esas enfermedades que hoy en día se presentan desde la niñez. Y esos mismos estudios concuerdan en que esas enfermedades pueden ser revertidas haciendo cambios en el estilo de vida, no sólo en la alimentación, porque ciertamente existen muchos factores que en conjunto construyen la buena salud.

Así que, ¿Por qué me atrevo a decir que estos ingredientes deben estar fuera de la alimentación? Porque con el tiempo he aprendido que las personas más sanas, no son las que toman la mayor cantidad de jugos verdes o las que comen los últimos superalimentos; las personas más sanas, son las que no consumen los "alimentos" que más *promueven la enfermedad* en el ser humano, son las personas que no ponen químicos sobre su piel, que toman el sol de manera adecuada, que beben agua y jugos de vegetales, en lugar de refrescos y jugos embotellados. Para alcanzar una excelente salud no basta con agregar alimentos nutritivos, suplementos alimenticios, hierbas, lo más importante para alcanzarla es eliminar "alimentos" que deterioran la salud, todos aquellos que de hecho no deberían considerarse alimentos, ya que en realidad no aportan beneficio alguno, y son perjudiciales para la salud. Alguien muy cercano y querido me comentó que quería bajar de peso, así que yo como buena vegana queriendo ayudar a todo el que se ponga enfrente (nos pasa a todos, pero luego bajamos la intensidad, aunque no dejemos de hacerlo), le empecé a hablar de cómo una dieta basada en plantas le ayudaría a eliminar esos kilitos de mas, que una manera muy segura de incrementar la cantidad de vegetales y agua mineralizada era simplemente preparar jugos de vegetales y tomarlos por la mañana, además de ir disminuyendo los alimentos de origen animal, los alimentos procesados, eliminar los aceites vegetales, entre otras recomendaciones; pasado un tiempo, sucedió algo que nos dio mucha risa a las dos, pues me dice: "me dijiste que hiciera jugos de vegetales por la mañana y lo he venido haciendo, y no he bajado de peso" y le contesté: "también te dije que tenías que dejar de comer dejar de comer alimentos procesados, bajarle a los productos animales, eliminar los aceites, ¡si los jugos no son milagrosos!"

Pongo el ejemplo para que entiendan que todo entra en un contexto, la gente está acostumbrada a la solución fácil y rápida, y las cosas no funcionan de esa manera, tener una buena salud y un peso adecuado cuesta, en el aspecto en que hay que hacer cambios de estilo de vida, ¿Por qué alguien pensaría que puede cambiar su peso o su salud haciendo lo mismo que lo ha traído al punto en el que quiere cambiar su peso y su salud? No es lógico, no me suena lógico.

En fin, si quieren transformar su salud, y lograr un peso adecuado, estos son los principales ingredientes de todas esas comidas chatarra que encuentra uno en el súper mercado, de los cuales hay que deshacerse, o por lo menos, no basar su alimentación en ellos.

1. Harina blanca

En general, todos los productos refinados son malos para el organismo, siempre que uno consuma un alimento entero y lo más cercano posible a lo natural es mejor. Pero, ¿por qué pongo a la harina blanca en el número 1, incluso antes que el azúcar blanca refinada? Bueno, primero porque este ingrediente llega virtualmente a cada una de las comidas de todos los días; segundo, porque a menudo va acompañado de azúcar blanca; tercero, porque comer harina blanca eleva el azúcar en sangre de la misma manera en que lo hace el azúcar.

Si tan sólo estudiamos un poco la teoría con respecto al efecto de los carbohidratos sobre el nivel de azúcar en sangre después de consumirlos, apreciaremos el daño que provocamos a nuestro organismo al consumir productos refinados, especialmente harina y azúcar blancas, así que voy a exponerles dos temas muy importantes a este respecto, estos son, el índice glucémico (IG) y la carga glucémica (CG).

¿Qué es el índice glucémico (IG)?

Es una escala numérica utilizada para indicar qué tan rápido y qué tan alto puede elevar el nivel de glucosa en sangre, un alimento en particular. Por ejemplo, un alimento con un IG bajo provocará sólo un aumento moderado en la glucosa sanguínea, mientras que uno con un IG alto, elevará el nivel de glucosa por arriba del nivel óptimo.

¿Qué es la carga glucémica(CG)?

Mientras que el IG nos dice qué tan rápido un carbohidrato se convierte en azúcar, no nos dice qué cantidad de ese carbohidrato hay en una porción de un alimento en particular. Por lo tanto, se necesita saber ambas cosas para entender el efecto de un alimento sobre el nivel de azúcar en sangre. Para explicarme mejor, la glucosa es un carbohidrato en su totalidad, entonces todas sus calorías provienen de carbohidratos, pero otros alimentos contienen además lípidos, proteína, fibras, por lo tanto, no todas sus calorías provienen de carbohidratos. Para hacer la comparación, se desarrolló la fórmula para evaluar la CG, ésta se obtiene al dividir el IG de un alimento entre 100, y el resultado se multiplica por el contenido de carbohidratos disponibles en una ración. Por ejemplo, la sandía tiene un IG alto de 72, pero su CG es baja de 4, porque solo hay 6 gramos de carbohidratos disponibles en una ración de 120 gramos. En cambio, con el pan blanco tenemos que, 100 gramos (que equivalen alrededor de 3 rebanadas) tienen un IG de 70 (alto) y una CG de 40 (arriba de 20 es alta).

Así, tenemos que los alimentos enteros, por contener toda su fibra, ayudan a que la absorción del azúcar no sea tan rápida; esto no significa que no haya alimentos enteros con un índice glucémico alto, el punto aquí es que la fibra tiene un papel importante en la digestión y absorción de los alimentos altos en carbohidratos. La fibra se pega a los azúcares y retrasa su absorción en el intestino, lo cual controla la elevación del nivel de azúcar en sangre. Por esta razón, los granos de trigo sin procesar, los cuales son de más difícil digestión, tienen un índice glucémico menor al de la *harina integral de trigo*, la cual al estar molida, es de más fácil digestión, y por lo tanto su índice glucémico aumenta, es decir, provoca una elevación de la glucosa en sangre más rápida que el *grano entero de trigo*.

Hay un tercer punto muy importante a considerar ¿recuerdan que la carga glucémica toma en cuenta la proporción del carbohidrato presente en un alimento en el cual hay otros nutrientes? Esto significa que, tomando por ejemplo, una dona, un porcentaje de esos macronutrientes será carbohidrato y otro porcentaje será grasa. La grasa no se había tomado en cuenta al momento de determinar cómo los alimentos altos en carbohidratos afectan el funcionamiento de la insulina en la sangre. Incluso yo no lo había considerado en la primera edición de este libro, hasta que vi un encabezado en el sitio de internet del Dr. Greger (nutritionfacts.org) que decía "la diabetes es una enfermedad de lipotoxicidad" esto llamó mucho mi atención, aquí les comparto el artículo:

"Tanto la prediabetes como la diabetes tipo 2 son causadas por resistencia a la insulina. Actualmente se acepta que la resistencia a la insulina está asociada con la acumulación de grasa dentro de las células musculares, la cual es el factor principal causante de la resistencia a la insulina y la diabetes tipo 2, porque interfiere con la acción de la insulina...esa grasa puede venir de la grasa que comemos o de la grasa que tenemos en el cuerpo, y no todas las grasas son iguales, es el tipo de grasa encontrada principalmente en las grasas animales la que parece especialmente dañina... la resistencia a la insulina en los músculos empieza alrededor de una década antes de que la diabetes sea diagnosticada. Al inicio el páncreas secreta mas y mas insulina, tratando de combatir la resistencia a la insulina en los músculos, y los altos niveles de insulina pueden provocar la acumulación de grasa en el hígado, lo cual se llama enfermedad por hígado graso, conforme la grasa se acumula en el hígado, este también se vuelve resistente a la insulina. Normalmente, el hígado produce constantemente azúcar para mantener a nuestro cerebro vivo entre comidas. Y tan pronto como comemos el desayuno, la insulina liberada para lidiar con la comida apaga la producción de glucosa por parte del hígado, porque ya no se necesita, pero lleno de grasa, el hígado se vuelve resistente a la insulina igual que los músculos y no responde a la señal del desayuno, por lo tanto sigue produciendo azúcar todo el día, así que el páncreas produce más insulina para lidiar con el exceso de azúcar y el hígado se vuelve cada vez mas graso. Ese es uno de los círculos viciosos de la diabetes, y esto es aún antes del diagnóstico de diabetes.

El hígado graso puede ser mortal, así que empieza a tratar de disminuir su carga de grasa soltándola de regreso al torrente sanguíneo como algo llamado VLDL (lípidos de muy baja densidad), esas partículas de grasa empiezan a acumularse en las células del páncreas que producen la insulina, y ahí empieza a desarrollarse la diabetes; la grasa muscular provoca hígado graso, el cual provoca páncreas graso, ahora está claro que la diabetes tipo dos es una condición de exceso de grasa dentro de nuestros órganos.

Lo único que estaba manteniendo al paciente sin diabetes, era que el páncreas estaba trabajando extra, pero, en el momento en que las células beta del páncreas se mueren por el exceso de grasa, la producción de insulina empieza a fallar, y entonces el paciente entra en un estado de resistencia a la insulina combinado con un páncreas que empieza a fallar, los niveles de azúcar se elevan y ahora el paciente tiene diabetes tipo 2".

Este escenario es de importancia porque diversos estudios indican, que una exposición prolongada a niveles elevados de insulina, es un factor de riesgo para los siguientes problemas:

- Elevación de los triglicéridos (como ya lo vimos en la explicación anterior).

- Elevación del colesterol LDL o malo, disminución del colesterol HDL o bueno.
- Aumento de la presión sanguínea.
- Aumento del apetito.
- Obesidad.
- Diabetes tipo 2.
- Cáncer

Los alimentos procesados hechos con harina blanca, tienen tres ingredientes que son los más dañinos a la salud, azúcar blanca, grasa y harina blanca, la peor combinación. Son altamente calóricos, muy altos en grasa (algunos de estos productos son harinas fritas, como las donas, los churros, frituras de manzana), bajos en nutrientes, y lo peor es que se les encuentra en todos lados, los supermercados están llenos de ellos, y por supuesto que son empacados de manera atractiva para los mas pequeños. Vamos a analizar la nutrición encontrada en la harina blanca, esa que se usa para producir toda la chatarrería que se pueda encontrar en el supermercado, y también para muchos de los alimentos que uno no relaciona como chatarra, que son comercializados como "sanos", como sopas de lata, salsas, tortillas, comidas preparadas en la sección de congelados, alimentos infantiles, entre otros.

Durante el procesamiento del trigo para producir la harina blanca se remueven los siguientes nutrientes:

- Fibra
- Ácidos grasos monoinsaturados y poliinsaturados
- Calcio
- Cobre
- Hierro
- Magnesio
- Fósforo
- Potasio
- Selenio
- Sodio

- Zinc
- Vitaminas A, C, B6, B12, E, K
- Folato
- Niacina
- Riboflavina
- Tiamina
- Carotenos
- Luteína

Después, durante su procesamiento, se le añaden algunas vitaminas B y hierro con el fin de "reponer" lo perdido. De hecho, dos minerales fundamentales para la nutrición son el zinc y el magnesio, y estos se pierden durante el procesamiento del trigo. Hoy en día, debido a que los productos que contienen harina refinada constituyen un alto porcentaje de la alimentación, es muy común ver deficiencias de estos dos minerales. Entre los síntomas de deficiencia de magnesio, se encuentran temblores o espasmos musculares, arritmias cardiacas, crecimiento lento en los niños, entre otros, debido a que el magnesio es esencial para el buen funcionamiento de los sistemas nervioso y muscular, así como del corazón y del sistema circulatorio. De hecho, el magnesio, junto con el calcio, es esencial para la salud de huesos y dientes. Entre los síntomas de deficiencia de zinc se encuentran el retraso en la curación de las heridas, retraso en el crecimiento y desarrollo sexual en niños, aumento en la susceptibilidad a infecciones, manchas blancas en las uñas y pérdida del gusto.

Después de la remoción de sus nutrientes, la harina se blanquea con químicos "inocuos", por lo tanto, cuando uno está comiendo productos hechos con harina blanca, está ingiriendo residuos de los químicos que se usan para su procesamiento.

Lo importante a recalcar es que al consumir productos hechos con harina blanca, los cuales tienen cero valor nutricional (bueno, algo de valor nutricional añadido químicamente) se está privando al cuerpo de recibir los alimentos que realmente lo nutren y lo ayudan a sanar, es por eso que las personas están siempre en un estado de deficiencia nutricional, en donde sus cuerpos siempre tienen hambre, siempre están pidiendo esos nutrientes que se les están negando.

En resumen, el consumo de "alimentos" hechos con harinas refinadas + azúcar + grasa hace que el cuerpo produzca más insulina para poder manejarlas y la insulina promueve el almacenamiento de grasa, el cual a su vez produce resistencia a la insulina, la cual desencadena un mar de problemas de salud, como ya vimos anteriormente".

Piense en sus hijos, piense lo difícil que es, muchas veces para uno mismo, cambiar hábitos que están arraigados de toda la vida, piense que es más fácil enseñar a los niños, desde pequeños, una alimentación correcta, en lugar de tratar de cambiar los hábitos cuando ya ellos son mayores, dese cuenta que hoy en México el 70% de la población sufre de sobrepeso y obesidad, incluidos niños pequeños.

En el mercado existen alternativas al pan fabricados con harina blanca que son los llamados "integrales", sin embargo, el problema es que no están hechos sólo de harina integral, el pan verdaderamente integral es muy pesado y duro, no tiene mucho que ver con el pan comercial. Entre toda la variedad puede uno buscar alternativas más sanas, sin embargo es difícil, hay que aprender a leer las etiquetas, buscar que entre los ingredientes no se encuentren las grasas trans, el jarabe de maíz de alta fructosa y la sal. De hecho, lo más recomendable es buscar pan de grano entero germinado, bajo en sodio y vegano.

2. Azúcar blanca y jarabe de maíz de alta fructosa

Históricamente, alrededor de 1776, los norteamericanos consumían alrededor de 4 libras (1.81 kg) de azúcar por persona, por año. Para 1850, este número se elevo a 20 libras (9.07 kg), y para 1994 a 120 libras (54.43), ahora se acerca a 160 libras (72.57). La mitad es fructosa, la cual corresponde al 10% de la alimentación, y esto no es debido al consumo de manzanas u otras frutas, si no al equivalente de beber un refresco de 16 onzas al día, lo cual equivale a alrededor de 50 galones al año.

Por su parte México, ocupa el tercer lugar en el consumo de azúcar a nivel mundial, con un consumo promedio de 104 gramos de azúcar al día (el equivalente a dos refrescos y medio al día). Y el consumo de azúcar añadida empieza desde temprana edad ¿les ha tocado ver a bebés con refrescos de cola en el biberón? A mi sí.

El consumo indiscriminado de refrescos de cola y alimentos procesados nos ha llevado al podio en el consumo de azúcar a nivel mundial. La mayoría de los productos procesados contienen azúcar y jarabe de maíz de alta fructosa juntos, como vimos anteriormente también grasa y harina blanca. El consumo de azúcar añadida es peligroso porque los productos que la contienen vienen a sustituir comidas completas, y no aportan nutrientes, a la vez que son altamente calóricos. Algunos de los efectos del consumo de estas sustancias en el cuerpo son los siguientes:

- Altera la absorción de algunos minerales en el cuerpo, por ejemplo, causa deficiencias de cromo por aumentar su eliminación en la orina, el cromo es esencial para mejorar la sensibilidad a la insulina.[35]
- Azúcar añadida puede suprimir la actividad de las células blancas y dejarle expuesto a las infecciones.
- Las dietas altas en azúcar incrementan los niveles de radicales libres y el estrés oxidativo.[36]

---

[35] https://ods.od.nih.gov/factsheets/Chromium-HealthProfessional/

[36] Nutrition and aging. Sugar and glycation. Clin Dermatol Jul-Aug;28(4)409-11

- Provoca que la saliva se vuelva ácida y favorezca la aparición de caries.[37]
- Muchas investigaciones muestran que la relación del azúcar con los altos niveles de insulina y factores de crecimiento relacionados pueden influenciar el crecimiento de células cancerosas e incrementar el riesgo de otras enfermedades crónicas.[38]
- Incrementa el tamaño del hígado haciendo que las células hepáticas se dividan e incrementa la cantidad de grasa en el hígado.
- Puede tener efectos intoxicantes similares al alcohol.
- Causa pérdida de elasticidad y función en los tejidos
- Provoca arrugas prematuras en la piel porque cambia la estructura del colágeno.
- Acelera el envejecimiento.[39]
- Incrementa los niveles de glucosa en ayuno.
- Puede causar una disminución en la sensibilidad a la insulina y eventualmente diabetes.
- Produce un aumento significativo en los niveles de colesterol malo y disminución en los niveles de colesterol bueno.
- La rápida absorción del azúcar, promueve un exceso de ingesta de comida en individuos obesos.
- Contribuye a la obesidad[40].
- Puede promover la formación de cálculos en la vesícula biliar.[41]
- Esta considerado en la etiología de la apendicitis.[42]

---

[37] The American Journal of Clinical Nutrition. Sugars and dental caries 1,2,3,4, Riva Touger Decker and Cor Van Loveren.

[38] https://www.oncologynutrition.org/erfc/healthy-nutrition-now/sugar-and-cancer/

[39] R H Lustig, Fructose: It's "Alcohol Without the Buzz. Adv Nutr. 2013 Mar 1;4(2):226-35.

[40] R Kahn, J L Sievenpiper. Dietary sugar and body weight: have we reached a crisis in the epidemic of obesity and diabetes?: we have, but the pox on sugar is overwrought and overworked. Diabetes Care. 2014 Apr;37(4):957-62.

[41] Nutritional Approaches to Prevention and Treatment of Gallstones Alan R. Gaby, MD, Alternative Medicine Review Volume 14, Number 3 2009

- Aumenta el riesgo de toxemia durante el embarazo.[43]
- Puede causar cataratas y puede agravar los síntomas del ojo seco, y además en pacientes diabéticos presencia de retinopatía diabética[44].
- Puede incrementar el tamaño y producir cambios patológicos en los riñones[45].
- Puede dañar el páncreas.[46]
- Incrementa la retención de fluidos, causa migrañas y dolores de cabeza[47].
- Puede causar depresión e incrementar el riesgo de padecer enfermedad de Alzheimer[48].
- Promueve las enfermedades degenerativas crónicas.
- Causa hipertensión arterial en individuos obesos.
- Puede aumentar el riesgo de padecer gota.[49]
- Aumenta la presión sistólica.
- Causa aumento de la presión arterial en adolescentes.[50]

---

42 The aetiology of appendicitis, Denis P. Burkitt, British Journal of Surgery, Volume 58,Issue 9 September1971 Pages 695–699

43 Maternal sugar consumption and risk of preeclampsia in nulliparous Norwegian women I Borgen, G Aamodt, N Harsem, M Haugen, H M Meltzer and A L Brantsæter, European Journal of Clinical Nutrition 66, 920-925 (August 2012)

44 The Impact of Sugar Consumption on Eye Health December 19, 2013 By Janice M. Epstein

45 Advances in Chronic Kidney Disease. 2013 Mar;20(2):157-64. Dietary sugar and artificial sweetener intake and chronic kidney disease: a review.Karalius VP[1], Shoham DA.

46 A G Tabak, C Herder, W Rathmann, E J Brunner, M Kivimaki. Prediabetes: a high-risk state for diabetes development. Lancet. 2012 Jun 16;379(9833):2279-90.

47 The role of diet in migraine headaches. Nutrition digest, volume 38, number 2.

48 The relationship between Alzheimer's Disease and Diabetes: Type 3 diabetes? April 2010. American College for advancement in Medicine.

49 R J Johnson, T Nakagawa, L G Sanchez-Lozada, M Shafiu, S Sundaram, M Le, T Ishimoto, Y Y Sautin, M A Lanaspa. Sugar, uric acid, and the etiology of diabetes and obesity. Diabetes. 2013 Oct;62(10):3307-15.

50 Nguyen S, Lustig RH. Just a spoonful of sugar helps the blood pressure go up. Expert Review of Cardiovascular Therapy. 2010 Nov;8(11):1497-9.

- Es una sustancia adictiva.

Suficientes razones para dejar de consumir azúcar refinada, estos estudios no hablan del azúcar de fruta, si no del azúcar añadida en incontables productos procesados; una advertencia, no busque alimentos procesados que digan sin azúcar, ya que esos alimentos contienen endulzantes artificiales que son peores para la salud y además, para mejorar el sabor, a esos "alimentos" se les añaden otros aditivos químicos y grasas trans, así que cuando los vea, déjelos fuera de su compra.

Volviendo al jarabe de maíz y al azúcar, debe saber que no tienen valor nutritivo, pero sí una gran cantidad de calorías, por lo tanto se las llama calorías vacías, ya que llenan, provocan una descarga de azúcar en la sangre, con un aumento en el nivel de insulina, y la consiguiente estado hipoglucemico unas horas después, durante la cual el cuerpo pide una recarga de energía, es decir más comida. El resultado: promueven la obesidad y desnutren.

Las personas que tienen problemas frecuentes de caspa, pie de atleta u otras infecciones por hongos, deben evitar el azúcar y el jarabe de maíz de alta fructosa completamente, y especialmente deben evitar la combinación de grasas con azúcar, la cual, como vimos antes, está presente en la mayoría de los productos procesados. La excepción a este respecto es la hierba stevia, la cual no contiene azúcar, sin embargo es muy dulce y se puede utilizar en su lugar. La fruta debe consumirse sola o usarse para hacer unos deliciosos licuados verdes cargados de minerales, clorofila, proteínas y fibra. Es importante saber que en una dieta alta en frutas, la cual es ideal, no debe haber exceso de grasas; muchas personas al adoptar el hábito de hacer licuados de frutas con hojas verdes diariamente, ven cómo sus niveles de azúcar en sangre disminuyen.

Actualmente se está promocionando como endulzante a la fructosa cristalina, con la propaganda de que es un azúcar que deriva de la fruta, pero la realidad es que a este endulzante se le pueden adjudicar todos los problemas ocasionados por el jarabe de maíz de alta fructosa, ya que este endulzante es un 99% fructosa.

En cuanto a endulzantes se refiere, para darse un gusto ocasional es preferible escoger las alternativas más saludables, entre las que se encuentran las siguientes:

- **Jarabe de malta de cebada**

Contiene malta de cebada, glucosa, y carbohidratos complejos; tiene un 65 por ciento de maltosa, un 30 por ciento de carbohidratos complejos, y un 3 por ciento de proteínas. Su color es marrón oscuro, y es denso y pegajoso; su sabor es distintivamente fuerte, como la melaza, y la mitad de dulce que la azúcar blanca. Compre sólo la malta de cebada cien por ciento natural, no jarabe de malta de cebada y maíz. Manténgala refrigerada.

- **Melaza residual** (*blackstrap molases)*

Contiene un 70 por ciento de sacarosa, y es el jarabe oscuro que queda como residuo del proceso de refinamiento del azúcar. No es exactamente un edulcorante natural, pero contiene gran parte, sino todo el valor nutritivo presente originalmente en la caña de azúcar: tiamina, riboflavina, niacina, ácido pantoténico, calcio, hierro, magnesio, potasio, y cromo, así como otros. Su sabor es muy fuerte, y es una excelente fuente de hierro.

- **Jarabe de arroz integral**

Sus ingredientes son arroz integral y varias enzimas. Tiene también maltosa, glucosa, y carbohidratos complejos; el 50 por ciento es maltosa, y el otro 37 por ciento son carbohidratos complejos. Este jarabe tiene un suave sabor a caramelo. Es la mitad de dulce que la azúcar blanca. Es especialmente importante comprarlo orgánico para evitar la presencia de contaminantes químicos.

- **Azúcar de dátiles**

Contiene sacarosa, glucosa, fructosa, carbohidratos complejos, y ácido fólico. Su color es caoba, y sus gránulos son gruesos y algo húmedos.

- **Evaporado de caña de azúcar entera (azúcar mascabada)**

Tenga cuidado con las imitaciones. El "evaporado de caña de azúcar entera" es un término usado libremente en las etiquetas de muchos productos endulzantes. El azúcar mascabada se elabora a partir de la evaporación del agua de la caña de azúcar entera, proceso que hace que conserve sus minerales y melaza. Tiene unos granos gruesos color ámbar, con sabor a melaza. Los productos en los que la extracción del agua no se realiza por evaporación sino por otro proceso como la cristalización no son realmente orgánicos, pues requieren que se les vuelva a añadir la melaza y, en última instancia, es más parecido al azúcar refinada que al producto orgánico. Su rico sabor y costo relativamente bajo, lo hacen uno de los edulcorantes más populares, y puede sustituir a otros más caros con mucha eficacia.

- **Miel**

Primero, este no es un producto vegano. Contiene fructosa, glucosa, y sacarosa. Su color y gusto dependen de la flor que fue su fuente. Es entre un 20 y un 60 % más dulce que el azúcar blanca. Compre solo miel pura, cruda, ya que si no, puede estar cocida o tener azúcar añadida. No se debe incluir en la alimentación de los niños menores de dos años, ya que puede estar contaminada con la toxina que provoca el botulismo. Tenga en cuenta que, a parte de sus propiedades y nutrientes, también afecta negativamente los niveles de azúcar en sangre. Nunca se debe cocinar la miel ya que produce una sustancia pegajosa en el organismo difícil de digerir.

- **Jarabe de maple**

Se produce con la salvia del árbol de Maple; cerca de 40 galones de salvia producen 1 galón de jarabe; contiene un 60 % de sacarosa, su color es marrón oscuro, y es rico en potasio y calcio. Compre solamente aquellos que sean puros y orgánicos, ya que algunos productores de arce todavía utilizan aditivos ilegales como el formaldehido.

- **Dátiles**

Esta fruta es considerada endulzante por su contenido de azúcar que es aproximadamente del 70%. Es muy nutritiva por su alto contenido en carbohidratos, hierro, potasio y fósforo. Contiene vitaminas: A, tiamina, riboflavina, niacina, triptófano, ácido ascórbico y fibra.

- **Stevia**

Se saca de un arbusto cuya mejor variedad se da en el Paraguay; está disponible en hojas enteras o molidas, en polvo, o en extracto líquido; es 8 a 300 (!!) veces más dulce que la azúcar blanca (dependiendo de la calidad y de si es de hoja o extracto) pero con cero calorías. Los responsables de este poder endulzante son los glucósidos que contiene (Steviosidas, Rebaudiosidas y Dulcosidas). En los supermercados se puede encontrar extractos de stevia o polvo generalmente de color blanco los cuales no recomiendo, yo siempre busco el polvo verde que no es más que la planta seca y molida, es un poco costosa y sólo se consigue por internet.

Hoy en día existen muchos sustitutos de azúcar artificiales, y los productos procesados que claman cero azúcares usualmente los contienen, sin embargo, en muchos estudios se ha ligado a los endulzantes artificiales con muchos problemas de salud, así que lo mejor es no usarlos. Recuerda, entre más natural mejor.

Uno debe comer lo más natural posible, idealmente todo el alimento que uno consuma debería prepararlo uno mismo. Este libro trata de cambiar radicalmente de hábitos alimenticios y estilo de vida, no solamente de buscar en el mercado qué productos son mejores para llenar el carrito. Con respecto a esto, algo muy importante a saber es que cuando vaya al supermercado tiene que leer las etiquetas, olvídese de los productos Light, o bajos en grasa o sin azúcar, busque en la etiqueta los ingredientes que contiene el alimento que va a comprar, cuando empiece a hacerlo se dará cuenta de que los ingredientes que contienen la mayoría de esos productos, son químicos que uno no puede ni siquiera leer. Esto sin contar la cantidad de sal, grasa y azúcar que contienen. Además, no confíe en que en el empaque diga libre de grasas trans, o libre de azúcar, porque como medio de propaganda, muchos productos se anuncian de esa manera, un ejemplo de esto son las bolsas de pan de barra que mencionan su producto libre de grasas trans, sin embargo, en la lista de ingredientes puede encontrar: *aceite parcialmente hidrogenado* y eso es una grasa trans. Por todo lo anterior no me canso de repetir que lo mejor es no comprar alimentos procesados.

3. Sal refinada

El humano actual consume un exceso de sal, la cual es añadida a los alimentos que consumimos; aunque existe mucha controversia acerca de si la sal es la causante de la hipertensión arterial que afecta de manera creciente a la población, debido a que hay estudios que "prueban" que no es así, solo tenemos que observar que pasa con las personas que no consumen sal, ¿existen? Afortunadamente sí. La cultura de los Yanomamo[51] en la selva Amazonica, es una cultura de

[51] J Mancilha-Carvalho Jde, NA Souza e Silva. The Yanomami Indians in the INTERSALT Study. Arquivos Brasileiros de Cardiologia. 2003 Mar;80(3):289-300.

cero sal, cero sal añadida me refiero, pero suficientes sales minerales en su alimentación basada en plantas; al observar la presión arterial de estas personas se dieron cuenta de una cosa, ellos nacen (como todos nosotros) con una presión arterial de alrededor de 100/60 y durante toda su vida mantienen una presión de 100/60, lo cual es muy diferente a lo que nos han enseñado sobre que es normal que la presión aumente con el tiempo, hasta llegar al punto en el que se considera que una persona tiene hipertensión arterial, punto en el cual se le empieza a dar medicamento para bajar la presión. De la misma manera en el África rural, en donde se consume una dieta basada en plantas y baja en sal no hay casos de los asesinos número uno de los occidentales, como son, hipertensión arterial y enfermedad cardiaca. Y es que el ser humano evolucionó por millones de años sin consumir sal añadida, y por esa razón al empezar a consumir las cantidades actuales, millones de personas mueren al año por el consumo exagerado de sal. Hay pocas poblaciones que no consumen sal, y en las que no se encuentran casos de hipertensión arterial, además, cuando se toman personas con hipertensión arterial fuera de control y se les reducen los niveles de sodio, la enfermedad puede ser revertida. El debate de si el consumo de sal es bueno o no existe debido a que la industria de los alimentos depende de que no se hagan regulaciones para poder seguir usando ingredientes baratos y saborizando con sal, azúcar y grasa para tener mayores ganancias, la industria de los alimentos es un negocio, no está preocupada por la salud de sus consumidores. Tomemos en cuenta además que la hipertensión arterial también es un gran negocio para las empresas farmacéuticas.

Se ha observado, que al igual que las grasas, con la sal, el efecto sobre el organismo es postprandial, es decir, que cada comida afecta, tanto la presión arterial como el nivel de grasa en sangre. Se tomaron personas con una presión arterial normal y se les dio una comida con la cantidad de sal que contiene una comida normal, y su presión arterial subió por las siguientes tres horas, comparadas con las personas a las que se les dio una comida sin sal[52]; ya se han hecho docenas de esos estudios, que demuestran que si reducimos el consumo de sal, reducimos nuestra presión sanguínea, y entre mayor sea la reducción mayor es el beneficio.

La sal que se usa regularmente tanto en casa como la añadida a las comidas procesadas es cloruro de sodio a la que se le añaden flúor y yodo, es decir, es procesada y se le agregan además químicos (los cuales no necesitan ser declarados en la etiqueta) como el carbonato de calcio, carbonato de magnesio y los denominados E-535, E-536, E-540, E-550, E-551, E-552, E-553b, E-570* y E-572* así como el hidróxido de aluminio, todos estos necesarios para evitar que la sal se apelmace.[53] Para evitar el consumo de esta sal se ha recomendado el consumo de las sales naturales como la sal de mar, la sal cristalina natural, la sal Celtica, la sal rosa del Himalaya, entre otras, con el razonamiento de que estas contienen 84 elementos necesarios para el organismo, porque sí, efectivamente se necesitan sales minerales en la dieta, pero, esas sales minerales necesarias las podemos tomar en la cantidad que necesitamos diariamente de los alimentos, especialmente de los alimentos mas salados naturalmente como el apio, los tomates, y en general en todos los vegetales y las hojas verdes, que son principalmente los alimentos que nos nutren mas, también las frutas contienen minerales, y no, el azúcar de fruta no es un problema, como veremos más adelante. O sea, sal refinada o sal gourmet, el ingrediente principal es el cloruro de sodio, el cual, en exceso provoca problemas. Una nota final importante: si se opta por sal marina busque marcas como Hain and Morton que fortifican su producto con yodo (mas sobre esto en capitulo 7).

*aditivos no veganos, ver más adelante.

---

52 J Suckling, F J He, N D Markandu, G A MacGregor. Dietary salt influences postprandial plasma sodium concentration and systolic blood pressure. Kidney International. 2012 Feb;81(4):407-11.

53 http://www.dsalud.com/index.php?pagina=articulo&c=804

Las personas están consumiendo al día, en promedio, entre 5.4 y 6.9 gramos de sal cuando lo necesario para cubrir las necesidades básicas es de apenas 0.2 gramos al día. Así que no necesita hacer muchos cálculos para darse cuenta del trabajo excesivo que se le da a los órganos de eliminación para poder desintoxicar esa exagerada cantidad de sal. Debido a que los productos procesados, especialmente los embutidos, carnes enlatadas, sopas enlatadas, botanas fritas y carnes conservadas con sal, están cargados de esta sustancia dañina, las personas están consumiendo una cantidad exagerada de sal al día, la cual se puede evitar si dejan de consumir productos procesados. ¿Pero qué hay de los alimentos en casa? ¿Cómo vamos a disfrutar de la comida sin agregar sal? Se debe cortar el consumo de sal para empezar y nuestras papilas gustativas se van a ajustar, ya hay evidencia científica de esto, se tomó un grupo de personas y se colocaron en una dieta baja en sal, y con el paso de los días a esas personas les empezó a gustar el sabor de la sopa sin sal mas y mas y la sopa con sal cada vez menos. Sus papilas gustativas cambiaron físicamente; se les dejo agregar sal a su propia comida, al gusto, y fueron agregando cada vez menos entre más tiempo estuvieron en la dieta baja en sodio[54].

Solo tienen que empezar a consumir alimentos sanos, dejar de lado la comida chatarra, esa que estimula nuestras papilas gustativas con los gustos salado, dulce y graso. Pruébenlo y verán como su salud y el gusto por los alimentos sanos cambia.

---

[54] C. A. Blais, R. M. Pangborn, N. O. Borhani, M. F. Ferrell, R. J. Prineas, B. Laing. Effect of dietary sodium restriction on taste responses to sodium chloride: A longitudinal study. American Journal of Cliinical Nutrition 1986 44(2):232 - 243.

CAPITULO 4

ALIMENTOS PROCESADOS

Desgraciadamente, evitar la comida chatarra ya no es suficiente. Algunas veces, en el supermercado, observo las etiquetas de los alimentos procesados, y me doy cuenta de que comparten de 1 a 3 ingredientes con las comidas chatarra, eso sin contar los conservadores, colorantes artificiales, saborizantes artificiales, glutamato mono sódico, entre otros ingredientes indeseables.

¿Ha notado que hoy en día la mayoría de los alimentos que consumen las personas, vienen ya listos para calentar y servir? ¿Qué la sección más grande del supermercado la ocupa la comida procesada y chatarra? ¿Qué muchas personas optan por comer en los restaurantes de comida rápida? Hoy día las personas asocian el "alimento" con el que se supone que van a nutrir sus cuerpos, con algo que viene en una lata, o en una caja que está en la sección de los congeladores del supermercado y dice "sólo caliente y sirva"; además, gracias a la gran propaganda televisiva la gente termina pensando que las famosas sopas que vienen en envases del supertóxico y contaminante unicel, son nutritivas y además convenientes. Lo peor es que con el estilo de vida actual, es más fácil vivir o mejor dicho "sobrevivir" de esa manera, llevando a casa comida rápida o chatarra, que además es barata, para alimentar a la familia.

Hipócrates, el Padre de la Medicina, dijo*: "Que la comida sea tu alimento y el alimento tu medicina.* Desgraciadamente, la práctica médica actual no hace hincapié en la importancia del aspecto nutricional, y se enfoca en aliviar síntomas de enfermedad con medicamentos, pero ¿cree que un paciente tiene dolores de cabeza por deficiencia de aspirinas? ¿o hipertensión arterial por deficiencia de antihipertensivos? Necesitamos a los practicantes de la medicina en nuestras vidas, eso es seguro, pero necesitamos más orientación, de parte de ellos, para mantener la salud. El argumento en contra es que hay personas que quieren eso precisamente, un medicamento que les "cure" mientras siguen con su mismo estilo de vida, pero habrá personas que piensen que esa es la única solución, y si se les informa, quizá esas personas elijan tomar control de su salud cambiando radicalmente sus hábitos o malos hábitos alimenticios y de vida.

Volviendo al tema de los "alimentos" procesados, le voy a dar un consejo: no los consuma, evítelos y ya verá que si por lo menos toma este consejo de todo el libro, su salud mejorará muchísimo.

Todos los alimentos procesados están cargados de grasas trans, azúcar en la forma de jarabe de maíz de alta fructosa, sal, GMS (glutamato monosódico, Ajinomoto), colores y sabores artificiales, conservadores, etc. Fíjese siempre en las etiquetas de todos los alimentos procesados, pero ahora en lugar de ir a buscar el contenido calórico del "alimento" ponga atención a la lista de ingredientes, esa es la que realmente importa. Le voy a poner un ejemplo:

Muchos dietistas han satanizado al aguacate y piden evitarlo si se quiere bajar de peso porque es "pura grasa"; pues bien, los aguacates contienen ácidos grasos esenciales y proteínas de alta calidad fácilmente digeribles; el siguiente es el contenido nutricional de una porción de 100 gramos:

Calorías 134,3
Grasas 13,8 gramos
Hidratos de carbono (g) 1,3
Fibra (g) 2,4
Potasio (mg) 320
Magnesio (mg) 18
Provitamina A (mcg) 119
Vitamina E (alfa-tocoferol) (mg) 2,3
Vitamina C (mg) 4
Acido fólico (mcg) 8
Piridoxina (mg) 0,3

Pues este excelente alimento, altamente energético y de fácil digestión, es sustituido en la dieta, por alimentos que los medios nos venden como más nutritivos y con menos calorías, por ejemplo la mayonesa, especialmente la light. Y es que hoy en día, los medios están enfocados en la necesidad del público de bajar de peso, el cual ganaron precisamente consumiendo una dieta cargada de alimentos procesados y chatarra, sólo que se aprovecha la ocasión y se le da al público mala información, en lugar de promocionar lo más fácil que es una alimentación sana y natural, se promueven productos "sanos" y bajos en calorías.

Un ejemplo es la gran campaña que se le hace a los cereales que le prometen que, siguiendo su plan por sólo 15 días bajará de peso, pero antes de caer en la trampa fíjese en los ingredientes que estos contienen, y tomo por ejemplo el de chocolate, porque qué puede ser mejor que eso, ¡dulce, sabor a chocolate y además adelgaza!

Una porción de 30 gramos aporta:

120 cal
2 g de grasa
6 g de azúcar
120 microgramos de acido fólico

64 mg de calcio

Muy bien ahora una vista a la lista de ingredientes:
Arroz, *azúcares*, cobertura sabor chocolate (*azúcar, aceite de palma parcialmente hidrogenado {una grasa trans}*, leche en polvo, lactosa, sólidos de cacao parcialmente desgrasados, lecitina de soya, vainillina), abrillantador (*almidón, azúcar*, ácido cítrico, ácido sórbico, agua) sellador (shellac, aceite vegetal), gluten de trigo, germen de trigo desgrasado, *sal yodada*, fosfato tricálcico, aceite de coco, extracto de malta, ácido ascórbico y ascorbato de sodio (vitamina C), saborizante natural y *artificial* a helado de vainilla, alfa-tocoferol acetato (vitamina E), maltodextrina, hierro reducido, niacina, acetato de retinol (vitamina A), vitamina B12, vitamina B6, vitamina B2, vitamina B1, óxido de zinc, acido fólico, para mantener la calidad se ha agregado BHT al empaque.

Ponga atención en cuántas veces aparece mencionada el azúcar en su lista de ingredientes, a parte de las grasas trans y la sal que contiene. Y esto se promociona como sustituto de desayuno y cena saludables. Imagínese, como si una fuera poco, dos comidas del día sustituidas con ese “alimento mágico” para bajar de peso. Si todos esos alimentos funcionaran, en realidad no habría personas con sobrepeso caminando por la calle, ¿no lo cree? Algo muy importante que hay que aprender a hacer cuando se van a comprar procesados en el supermercado, es siempre leer las etiquetas y además, hacerlo correctamente, en lugar de enfocarse en el contenido calórico del alimento busque la lista de ingredientes. Así que si va a comprar alimentos ya procesados, busque por lo menos los que contengan los ingredientes más naturales, y de preferencia, aléjese de todos esos que mencionen en su etiqueta las grasas hidrogenadas o parcialmente hidrogenadas, glutamato monosódico o MSG, jarabe de maíz de alta fructosa, harina refinada, sal yodatada y colorantes y saborizantes artificiales. Como última advertencia, existen aditivos que no requieren ser anunciados en la etiqueta, por lo tanto, no se sabe realmente qué otros químicos contengan esos productos. Recuerde, ¡los procesados no son sustituto de los alimentos enteros! Últimamente ha habido un auge de alimentos procesados dirigidos a personas veganas o vegetarianas, pero hay que recordar que aunque sea vegano puede contener ingredientes no adecuados, o ser muy altos en su contenido de grasa y sodio, además ya hay muchas compañías que han tratado de mejorar los ingredientes y utilizar colorantes y saborizantes naturales, grasas no hidrogenadas, no sal, vegetales escondidos, sin gluten; puede ser que todo eso le ayude a encontrar los productos más adecuados. Ahora, vamos a ver cuáles son los ingredientes que es mejor evitar.

La siguiente es una lista de los peores aditivos que pueden contener los alimentos procesados, todos vienen enlistados como ingredientes a evitar en la pagina del CSPI (referencia en pie de página) y que puede encontrar nombrados en las etiquetas:

1. *ACESULFAME-K*

Se trata de un nuevo endulzante, utilizado en productos de panadería y dulces. Ha habido algunos indicios de que puede causar cáncer en ratas de laboratorio.

Extracto del libro titulado SAFE FOOD de Michael F. Jacobson, Ph.D, Lisa Lefferts y Anne Garland.

"El acesulfame K, vendido comercialmente como Sunette o Sweet One, fue aprobado por la FDA en 1988 como un sustituto de azúcar para uso en las gomas de mascar, polvos para preparar bebidas, café y té instantáneos, gelatinas y pudines. Los fabricantes han pedido a la FDA, que apruebe el acesulfame K para las bebidas gaseosas y la repostería.

El público está esperando un endulzante artificial que sea seguro, pero este no lo es. Aun comparado con el aspartame y la sacarina, el acesulfame K es el peor. Este aditivo no fue probado adecuadamente, y la FDA basó su aprobación en las pruebas hechas con el acesulfame K, aun cuando los resultados no cumplieron con los propios estándares de la FDA. Estas pruebas indican que el aditivo causa cáncer en animales, lo cual significa que puede aumentar el riesgo de cáncer en el ser humano. En 1987 la CSPI (Center for Science in the Public Interest) urgió a la FDA para que no aprobara el acesulfame K, pero fue ignorado. Después que la FDA aprobara el uso del químico, la CSPI pidió que se prohibiera su uso, pero aun no se ha tomado en cuenta esa petición".

Extracto de la página web de CSPI:

Un estudio pequeño de 20 mujeres lactantes, 14 de las cuales reportaron el uso de endulzantes artificiales, nueve de las cuales usaban acesulfame K, encontró que este último era el endulzante artificial más comúnmente encontrado en la leche materna...se ha demostrado que la acetoacetamida, un producto del metabolismo del acesulfame K, afecta la glándula tiroides en ratas, conejos y perros. La administración de 1% a 5% de acetoacetamida en la dieta por tres meses, causa tumores benignos en la tiroides de las ratas. La rápida aparición de los tumores, cuestiona seriamente la potencia carcinógena del químico.[55]

2. *COLORANTES ARTIFICIALES AZUL 1,2; ROJO 3; VERDE 3; AMARILLO 6*

Los colorantes son, básicamente, una forma de "tintura" que deberían ser evitados en los alimentos. *Azul 1 y 2,* se encuentran en las bebidas, dulces, productos de panadería y alimentos para animales de compañía. Se han vinculado al cáncer en animales de laboratorio.

---

[55] http://www.cspinet.org/reports/chemcuisine.htm

Rojo 3, se ha demostrado que causa tumores de tiroides en ratas. *Verde 3* se ha vinculado al cáncer de vejiga. *Amarillo 6* se ha relacionado con tumores de la glándula suprarrenal y el riñón.

Diversos petroquímicos y el Coaltar o alquitrán de hulla, son las fuentes de los colorantes artificiales que tienen las comidas chatarra y procesadas, y éstos por lo tanto, son muy dañinos a la salud. El cuerpo humano no fue diseñado para consumir petroquímicos, así que ¿por qué están poniéndolos en nuestros alimentos? Las compañías lo hacen para vender un producto y generar una ganancia, sin importar los efectos que tenga sobre la salud del consumidor. Más de un colorante artificial ha sido prohibido y sacado del mercado en las últimas décadas, porque se ha encontrado que causa cáncer, y la seguridad de los que siguen en el mercado es muy cuestionable. Eventualmente, todos los colorantes artificiales usados en los alimentos serán prohibidos, porque contribuyen a muchos problemas de salud, entre ellos los síntomas diagnosticados como ADHD (trastorno de hiperactividad y déficit de atención) en niños, provocado por el colorante amarillo #2. Así que lea la lista de ingredientes y evite todos los colorantes artificiales, en lugar de ellos, busque productos coloreados con colores naturales, como el jugo de betabel, annatto o cúrcuma, una hierba fantástica que tiene además propiedades anticancerígenas y antioxidantes.

3. SABORIZANTES ARTIFICIALES

La mayoría de los saborizantes artificiales está derivada también del petróleo y diversos estudios han demostrado que afectan el ARN, así como la glándula tiroides. Lo más preocupante es que un gran número de estos químicos, nunca ha sido probado para ver su seguridad o toxicidad. Todos son químicos sintetizados que ni siquiera tienen nombres comunes. La mayoría están compuestos de varios ingredientes químicos, no sólo uno, y muchos son químicos volátiles. Algunos causan reacciones alérgicas en personas intolerantes. Un sabor artificial que recientemente fue prohibido, es el diacetil. Un estudio comprobó que la sustancia usada para dar sabor a las palomitas, causa una enfermedad pulmonar seria llamada bronquiolitis linfocítica. Los estudios han probado que ese compuesto usado para dar a las palomitas su sabor artificial a mantequilla, es muy dañino para las vías aéreas de los ratones, además, el estudio fue iniciado después de descubrir que el diacetil ocasionó bronquiolitis obliterante en seres humanos.

4. ASPARTAME

Todo mundo lo conoce, ya que de entre todos los endulzantes artificiales, éste es el más famoso y ampliamente utilizado. Este aditivo alimentario, se ha relacionado con cáncer y problemas neurológicos. Algunos de los síntomas, entre los 90 diferentes enlistados en el reporte como causados por el aspartame, incluyen: dolores de cabeza, migrañas, mareos, convulsiones, náusea, entumecimiento, espasmos musculares, ganancia de peso, urticaria, depresión, fatiga, irritabilidad, taquicardia, insomnio, problemas visuales, pérdida auditiva, palpitaciones cardiacas, dificultades para respirar, ataques de ansiedad, pérdida del gusto, tinnitus, vértigo, pérdida de la memoria y dolor articular.

De acuerdo con los investigadores que estudian los efectos adversos del aspartame, las siguientes enfermedades crónicas pueden ser disparadas o empeoradas por la ingesta de aspartame: tumores cerebrales, esclerosis múltiple, epilepsia, síndrome de fatiga crónica, enfermedad de Parkinson, Alzheimer, retardo mental, linfoma, defectos del nacimiento, fibromialgia y diabetes.

5. BHA Y BHT

El Butil-hidroxi-anisol (BHA) es un antioxidante sintético, que fue utilizado en un principio en la industria petrolera. Desde los años 40 se utiliza como aditivo alimentario. Solamente es soluble en grasas, por lo que resulta muy eficaz en las grasas de fritura, ya que no se descompone o evapora. Se utiliza para proteger las grasas de repostería y sopas deshidratadas. Su seguridad ha sido discutida ampliamente ya que, aunque no tiene acción mutagénica, es capaz de modular el efecto de ciertos carcinógenos sobre animales de experimentación, potenciando o inhibiendo su acción en función del carcinógeno de que se trate. Su uso está autorizado en la mayoría de los países incluyendo EU.

El butil hidroxi tolueno BHT es otro antioxidante sintético procedente de la industria petrolera, que fue reciclado para su uso alimentario. Se usa principalmente mezclado con el BHA, tiene sus mismas aplicaciones, y en general, las mismas limitaciones legales. [56]

6. BVO (ACEITE VEGETAL BROMINADO)

El aceite vegetal brominado es usado para mantener los aceites saborizantes de las bebidas gaseosas en suspensión. Bromato, el principal ingrediente del BVO, es un veneno. Sólo 2 onzas de una solución al 2% de BVO, pueden envenenar peligrosamente a un niño. En adultos, este aditivo reduce las defensas del sistema inmune y disminuye la histamina, lo cual puede llevar a reacciones alérgicas. Ha sido ligado con daño a los órganos, defectos de nacimiento y problemas de crecimiento, y es considerado inseguro por la FDA, sin embargo todavía se usa legalmente, y lo que es peor, no se requiere que se enliste en los ingredientes.

7. JARABE DE MAIZ DE ALTA FRUCTOSA

Hasta el año 2005, en México se consumían un promedio de 47.3 kilogramos de azúcar por persona, no nos debe extrañar entonces que el 70% de la población adulta y el 26% de los niños en México padece obesidad. El alto consumo de azúcar promueve niveles elevados de insulina, lo cual puede provocar ganancia de peso, inflamación, fatiga, artritis, migrañas, función inmune reducida, cálculos en la vesícula,

---

[56] http://chemistry.about.com/od/foodcookingchemistry/a/bha-bht-preservatives.htm

obesidad, cáncer de seno, gingivitis, caries y enfermedad cardiovascular, también disminuye la absorción de muchos nutrientes requeridos por el cuerpo como las vitaminas B, calcio, magnesio, cromo y cobre. Esto puede provocar osteoporosis, depresión, síndrome premenstrual y estrés. Los niños que comen mucha azúcar comen menos cantidades de otros alimentos nutritivos, y tienen menores cantidades de vitaminas B, hierro, zinc y vitamina E.

8. ACEITES HIDROGENADOS Y GRASAS TRANS

Esta comprobado que las grasas trans promueven la enfermedad cardiaca, cáncer de seno y colon, arterioesclerosis y colesterol elevado. Las grasas trans se forman en el proceso de hidrogenación que se realiza sobre las grasas, con el fin de solidificarlas para utilizarlas en diferentes alimentos. Un ejemplo de ello es la solidificación del aceite vegetal líquido, para la fabricación de margarina.

Son las utilizadas por las cadenas de comidas rápidas, se encuentran además en los productos comerciales de pastelería, mantecas vegetales, margarinas, galletas, dulces, comidas fritas, aderezos de ensalada, y en muchos otros alimentos procesados.

El Instituto de Oncología Gustave Roussy y el Instituto Nacional de Sanidad y de Investigación Médica de Francia, encontraron que las mujeres que consumen alimentos con altos contenidos de ácidos grasos o grasas trans, tienen mayor riesgo de sufrir cáncer de mama, el más frecuente entre las mujeres.

9. GLUTAMATO MONOSODICO (GMS)

Es uno de los más conocidos aditivos alimentarios, y se utiliza principalmente como potenciador del sabor. Gran parte de los restaurantes lo emplea, especialmente los restaurantes de comida china y también se encuentra en muchos alimentos procesados que consumimos ya que, al aumentar el sabor, las compañías reducen los costos permitiéndoles reducir la cantidad real de los ingredientes en sus comidas. Desde 1960, el uso del MSG ha causado preocupación cuando se descubrió que destruía células nerviosas en ratas bebé alimentadas con él. Esto provocó que muchas compañías de alimento para bebés, dejaran de añadir MSG a sus productos. Hoy en día el MSG puede estar escondido en la fórmula para bebés, leche baja en grasa, dulces, gomas de mascar, bebidas gaseosas, medicamentos (especialmente de niños), en suplementos nutricionales, en medicamentos de prescripción, y en algunas vacunas.

Muchas personas son sensibles a sus efectos, y los niños son 4 veces más sensibles que los adultos. La exposición neonatal puede causar una reducción permanente en la secreción de la hormona del crecimiento, provocando falta de crecimiento y obesidad irreversible. Otras reacciones incluyen dolores de cabeza, náusea, debilidad, una sensación de quemazón en la parte posterior del cuello y los antebrazos, estornudos, cambios en la frecuencia respiratoria y dificultad para respirar. Para eliminar el glutamato de su dieta, debe eliminar todos los alimentos que contengan lo siguiente en su lista de ingredientes: glutamato libre, proteínas hidrolizadas, levadura autolizada, extracto de levadura, casinato y saborizantes naturales o artificiales.

10. OLESTRA

Es un sustituto de grasa sin calorías, usado como ingrediente en las papas fritas de la marca Frito-Lay. Este pasa a través del cuerpo sin digerirse, porque sus moléculas son muy grandes. En el proceso, las vitaminas A, D, E, K (que son liposolubles) y otras, se pegan a la sustancia a la cual llegan a identificar como una grasa y son sacadas del cuerpo.

Actualmente los productos que lo contienen, mencionan en su caja que el Olestra puede causar dolor abdominal y diarrea.

11. BROMATO DE POTASIO

El bromato de potasio es añadido típicamente al pan, y a otras harinas como agente de maduración, el cual promueve el desarrollo del gluten en las harinas, haciendo el pan más fuerte y elástico. El bromato es considerado en la categoría 2B de carcinógenos por la Agencia Internacional para la Investigación del Cáncer (IARC), lo cual significa que puede ser dañino cuando se consume. En teoría, se supone que la sustancia se pierde al hornear la harina, pero si se añade mucho, y el pan no se hornea por el tiempo suficiente a una temperatura adecuada, entonces queda un residuo. El bromato de potasio ha sido prohibido en Europa, así como en el Reino Unido desde 1990 y en Canadá en 1995. Fue prohibido en Sri Lanka en 2001 y en China en 2005. También fue prohibido en Nigeria, Brasil y Perú. Sin embargo en los Estados Unidos no está prohibido. La FDA permite la adición de bromato de potasio en la harina, siempre y cuando no exceda .0075 partes por cada 100 partes de peso de harina (ó 750 partes por millón). Para evitar comidas empacadas que contengan bromato, hay que buscar "bromato de potasio" o "harina bromada" en la lista de ingredientes. Este agente es carcinógeno en ratas, y neurotóxico tanto en el hombre como en animales de laboratorio, cuando se toma oralmente. También se ha demostrado que induce tumores renales, mesoteliomas del peritoneo y tumores de células foliculares de la glándula tiroides.

12. PROPIL GALATO

El propil galato o propyl 3,4,5-trihydroxibenzoato, es un éster, formado por la condensación del acido gálico y el propanol. Es un antioxidante añadido a las comidas que contienen aceites o grasas para prevenir su oxidación. Como aditivo, es usado bajo el número

E310. Estudios recientes muestran que puede imitar al estrógeno de manera similar a otros xenoestrógenos. Esto puede dar como resultado que los hombres desarrollen características femeninas. La carga incrementada de estrógeno, a menudo se asocia con un riesgo incrementado de cáncer en tejidos sensibles al estrógeno como el ovario, los senos o la próstata.

13. PROPILENGLICOL

El propilenglicol es un líquido claro, sin color y con una consistencia de jarabe a temperatura ambiente, es prácticamente inodoro e insaboro. Este compuesto es usado, junto con el etilenglicol, para hacer anticongelante para carros, aeroplanos y botes, solventes de pintura y plásticos industriales. La FDA ha clasificado el propilenglicol, como un aditivo reconocido generalmente como "seguro" para su uso en alimentos. Se usa para absorber el agua extra y mantener la humedad en ciertas medicinas, cosméticos y alimentos. Es un solvente para colores y sabores de alimentos. También es usado para crear humo artificial en las producciones teatrales. El comer o beber este compuesto en grandes cantidades, puede traer como consecuencia la muerte, y en menores cantidades puede resultar en náusea, convulsiones, falta de orientación y problemas renales y cardiacos. También aumenta la cantidad de ácido en el cuerpo, sin embargo, para causar este efecto se necesitan grandes cantidades.

14. SACARINA

La sacarina es un aditivo que debe ser evitado, porque su seguridad es muy cuestionable y no tiene ningún valor nutricional. Hay estudios que muestran que la sacarina puede causar reacciones alérgicas, especialmente en personas que no pueden tolerar las sulfas. Los síntomas que pueden experimentar incluyen dolores de cabeza, dificultad para respirar, erupciones cutáneas y diarrea. Este ingrediente no requiere tener una etiqueta de advertencia en los alimentos en los que se utiliza.

15. NITRATO Y NITRITO DE SODIO

Ambos son usados como preservativos, agentes antimicrobiales, fijadores del color y sabor en carnes y otros productos.

Si en su alimentación incluye salchichas para hot dogs, tocino, jamón, mortadela, carnes enlatadas, pescado ahumado o cualquier otro tipo de carne procesada, con seguridad está consumiendo nitritos.

Numerosos estudios han encontrado que los nitritos contribuyen con una variedad de efectos negativos como:

- Cáncer: cuando se consumen nitritos, se convierten en nitrosaminas, los cuales son potentes químicos causantes de cáncer. Entre los tipos de cáncer que causan están los siguientes:

    1. Cáncer Colorrectal: Las personas que comieron más carnes procesadas, tuvieron 50 % más probabilidad de desarrollar cáncer de colon, de acuerdo con un estudio publicado en la revista JAMA.

    2. Cáncer de estómago: Una investigación sobre las carnes procesadas encontró que el riesgo de cáncer de estómago se incrementó en 15 a 38 %, si las carnes procesadas consumidas por un individuo se aumentaban en 30 gramos.

    3. Cáncer pancreático: La gente que consumió más carnes procesadas, aumentó en un 68% su riesgo de padecer cáncer pancreático, comparado con aquellas personas que comieron menos, esto fue reportado por la revista del Instituto Nacional de Cáncer.

- Enfermedad Pulmonar Obstructiva Crónica: La gente que comió más de 14 porciones de carnes curadas al mes, tuvieron valores menores en sus pruebas de función pulmonar, y tuvieron un riesgo aumentado de padecer EPOC en comparación con las personas que no comieron carnes curadas.

- Mutaciones del ADN: Se ha encontrado que los hot dogs que contienen nitritos, contienen compuestos que promueven la mutación del ADN. Si ocurren suficientes mutaciones en el estómago, esto puede incrementar el riesgo de padecer cáncer de colon.

- Tumores cerebrales en niños: Los niños nacidos de mujeres que comieron muchas carnes curadas durante el embarazo, tuvieron 2 a 3 veces mayor riesgo de desarrollar un tumor cerebral.

16. SULFITOS

Estos incluyen el dióxido de azufre, bisulfito de sodio, bisulfito de potasio, sulfito de sodio, metabisulfito, metabisulfito de potasio, y son aditivos que pueden provocar reacciones en algunas personas.

Estos han sido usados por siglos para conservar frutas secas, carnes y vinos. Debido a que ellos son considerados aditivos, no ingredientes de los alimentos, la FDA tiene pocos requisitos para etiquetar los alimentos que contienen sulfitos. De acuerdo con la FDA, aproximadamente una de cada 100 personas, es sensible a los sulfitos en los alimentos. La mayoría de estas personas son asmáticas, lo cual sugiere un lazo entre el asma y los sulfitos. Los individuos que son sensibles a los sulfitos, pueden experimentar dolores de cabeza, problemas respiratorios y urticaria. En casos severos, los sulfitos pueden causar la muerte por el cierre de la vía aérea. Desafortunadamente para las personas que son sensibles a los sulfitos, muchos alimentos los contienen añadidos, además de los que se presentan naturalmente. El vino y las frutas secas son dos de los alimentos que más los contienen, aunque también pueden ser encontrados en vegetales y alimentos del mar. En la mayoría de los casos, un restaurante o el supermercado, no sabrán acerca del contenido de sulfitos de la comida que venden, y por lo tanto no pueden alertar a sus consumidores de los peligros potenciales de esos alimentos. Algunas compañías ya venden alimentos libres de sulfitos. Al vino se le da más estabilidad a largo plazo con la adición de sulfitos. El proceso de fermentación del vino también produce sulfitos, así que el vino no puede ser libre de sulfitos. Los vinos orgánicos deben ser producidos sin sulfitos agregados, pero esto no elimina el riesgo. Otros alimentos como las frutas secas, son ofrecidos en versiones sin sulfitos; estas no retienen su color y tienen un promedio de vida más corto aunque el sabor es igualmente delicioso. Por ejemplo, los chabacanos que conservan su color anaranjado tienen sulfitos agregados, mientras que los que son de un color café no los tienen, lo mismo pasa con las pasas amarillas y las negras.

17. TBHQ: Tertiary-butyl hydroquinone (E319)

Es un compuesto sintético producido en los laboratorios. Fue desarrollado como antioxidante para usarse en productos de petróleo y plástico. Se usa en alimentos que contienen aceites y grasas. Cada vez está apareciendo más en los alimentos, a pesar de que causa algunos problemas como alergias, angioedema, dermatitis, sudoración excesiva, dolor de cabeza, dolor articular, rinitis, adormecimiento, problemas estomacales, urticaria y ganancia de peso.

18. XILITOL

El xilitol es una azúcar procesada, enlistado como aditivo no seguro y se sugiere limitar su consumo. Siempre es mejor evitar las azúcares procesadas, ya que son dañinas para los seres humanos. El xilitol se usa en casos especiales, pero como parte regular de la dieta, es una mala idea. El xilitol puede inhibir el crecimiento bacteriano, al igual que la azúcar blanca. Aun los que promueven el uso del xilitol mencionan que dosis moderadas mayores de 15 gramos (aproximadamente 3 cucharaditas) no son seguras. Y los niños, al ser más pequeños, obviamente son más sensibles. Los que tienen perros en casa deben saber que este aditivo es fatal para ellos ¡mejor no tenerlo en casa!

19. CLORURO DE SODIO O SAL

La mayoría de los alimentos procesados del mercado, contienen cantidades excesivas de sal, entre ellos se encuentran las carnes curadas con sal, el pescado ahumado o salado, todos los alimentos precocidos, las salchichas, la mortadela, las carnes enlatadas, las botanas fritas, frutos secos salados, los aderezos y salsas para ensaladas y el queso, por lo tanto es un aditivo del que se requiere disminuir su consumo. Además, en los restaurantes de comidas rápidas, uno puede encontrar también que los alimentos están cargados de sal, aunque estos no sean necesariamente de sabor salado, la razón es que también contienen mucha azúcar.

El cloruro de sodio, conocido como sal, produce un aumento en el volumen intra-vascular e incrementa el desgaste cardiaco, en consecuencia, los pacientes que exceden su ingesta reportan el aumento en la presión arterial tanto sistólica como diastólica.

Estudios han indicado que una cucharadita adicional de sal al día tiene, al cabo del tiempo, el resultado de duplicar el riesgo de apoplejías en personas obesas. Según los investigadores, la sal daña las paredes de los pequeños capilares del cerebro, y contribuye a un deterioro gradual de la memoria.

20. YODATO POTASICO

En ocasiones es usado como reforzador de masa en pan y rollos. Algunos panaderos lo usan cuando dejan de usar el bromato de potasio (visto anteriormente), sin embargo, este no ha sido adecuadamente probado y puede también elevar el riesgo de cáncer, y resultar en exceso de consumo de yodo, lo cual puede afectar a la glándula tiroides; el lado bueno es que no es usado ampliamente, por lo tanto representa un riesgo pequeño, aun así hay que elegir productos horneados que no usen ese aditivo y los panaderos deben dejar de usarlo.

21. MICOPROTEINA

Es un sustituto de carne usado en los productos Quorn, el cual es fabricado a partir de un hongo procesado (Fusarium venenatum), que puede causar reacciones alérgicas severas o fatales. Aunque los fabricantes lo etiquetan como "proteína de champiñón", el hongo del cual está hecho no produce champiñones; el hongo es crecido en una solución en grandes tanques, se ha usado en el Reino Unido desde 1990 y ha sido vendido en Europa, y desde 2002 ha llegado a Estados Unidos, Australia y Nueva Zelanda. Un porcentaje de consumidores son sensibles a estos productos, lo cual resulta en vómito, náusea, diarrea y menos frecuentemente en urticaria y en la potencialmente fatal reacción anafiláctica. Muchas personas han llegado a emergencias por ese producto, un estudio en Reino Unido encontró que el porcentaje de consumidores sensitivos a los productos es probablemente tan grande como el porcentaje de consumidores sensitivos a la soya, leche, cacahuates y otros alérgenos comunes. Los productos no requieren llevar una etiqueta de advertencia por posibles reacciones adversas, y algunos restaurantes los sirven sin advertir a sus consumidores.

22. AZODICARBONAMIDA

Es un agente blanqueador usado en las harinas, ha sido usado por mucho tiempo por productores de pan comerciales para reforzar la masa, pero este aditivo no ha sido bien examinado. Una revisión del producto en 1999 concluyó que "no hay datos que lo muestren como carcinógeno, o como causante de defectos reproductivos o del desarrollo, por lo tanto no es posible evaluar el riesgo de su consumo en seres humanos". Pero la preocupación surge de dos químicos sospechosos que se forman cuando el pan es horneado. El primer químico es la semicarbazida, la cual causa cáncer en pulmón y vasos sanguíneos en ratones, aunque no fue "clasificable" como carcinógeno en humanos, el segundo químico, el uretano, es un carcinógeno reconocido que conlleva un riesgo aunque pequeño para los humanos; tostar el pan incrementa la cantidad de uretano.

23. COLOR CARAMELO

Se usa como colorante de refrescos de cola, productos horneados, carnes precocidas, salsas de soya y Worcestershire, productos con sabor a chocolate, cerveza. Es producido calentando un compuesto de azúcar (usualmente jarabe de maíz de alta fructosa), a menudo junto con compuestos de amonio, ácidos o álcalis. El colorante caramelo puede ser usado para simular la apariencia de chocolate en productos horneados, carnes preparadas y para hacer más atractivas las salsas y más oscuras las bebidas y cervezas. Cuando es producido con amonio contiene contaminantes como 2-metilimidazol y 4-metilimidazol, los cuales fueron catalogados en 2011 como "posibles carcinógenos en humanos". Después, el estado de California advirtió que productos ampliamente consumidos como los refrescos de cola que contengan más de 29 microgramos de 4-metilimidazol por ración deben llevar una etiqueta de advertencia, y un estudio encontró que algunos refrescos de cola contenían niveles de hasta 150 microgramos.

24. SUCRALOSA

Es comercializado como Splenda y usado ampliamente en productos "sin azúcar" como nieve, yogurt, productos horneados, cereales; varios investigadores han advertido que el uso de este producto tiene efectos adversos en el tracto gastrointestinal, incluyendo cambios en las enzimas y en las bacterias intestinales, lo cual puede tener un gran espectro de consecuencias como efectos en el azúcar en sangre, regulación del peso corporal, enfermedad inflamatoria de los intestinos y puede afectar como algunos medicamentos son absorbidos y metabolizados por el cuerpo.

25. CICLAMATO

Endulzante artificial que ya fue prohibido en Estados Unidos, pero que se sigue usando en otros países. Estudios han sugerido que es carcinógeno o que puede aumentar la potencia de otros carcinógenos.

26. GINKO BILOBA Y ALOE VERA

Estos los incluyo porque vienen en la lista de aditivos prohibidos por el Center for Science in the Public Interest (CSPI). Muchas personas al verlos en las etiquetas considerarían que al ser fuentes naturales son seguros. El gingko biloba ha mostrado alterar la coagulación de la sangre, por lo tanto no debe ser usado antes de someterse a cirugía, o en mujeres que van a entrar a labor de parto o por personas con hemofilia u otro trastorno de coagulación de la sangre, por su parte el aloe vera no debe ser consumido internamente porque puede tener afectos gastrointestinales adversos por su acción laxante, y ambos productos están siendo estudiados como probables carcinógenos.

En resumen, aprenda a leer las etiquetas de los productos y evite estos aditivos, los cuales, como antes mencioné vienen enlistados como aditivos a evitar.

Hoy en día, debido a que muchas personas están optando por opciones más saludables, existen mejores productos en el mercado, productos hechos con alimentos reales y sin conservadores ni colorantes artificiales, pero son productos en los que no debe basarse la alimentación si se busca que esta sea sana, ya que siguen siendo alimentos procesados. También existen productos que ya están cambiando a aditivos que hasta el momento son aparentemente seguros y son los siguientes.

Acido acético	Mono y di glicéridos	Acido adípico	Natamicina (pimaricina)	Aire
Niacina (vit B3)	Alginato	Niacina	Alfa tocoferol	Oxido nitroso
Compuestos de amonio	Fibra de trigo	Fibra de avena	Amilasa	Oligofructosa
Acido ascórbico	Acido pantoténico	Pantotenato de sodio	Papaína	Palmitato de ascorbilo
Betacaroteno	Pectina	Pectinato de sodio	Propionato de calcio	Fitoesteroles fitoestanoles
Fumarato de calcio	Poliglicerol, polirricinoleato	*Lactilato de calcio	Cloruro de potasio	Dióxido de carbono
Sorbato de potasio	*Castóreo	Piridoxina	Celulosa	Riboflavina (vitamina B2)
Acido cítrico	Sílice, silicato de calcio	Dióxido de silicio	Cisteína	Ascorbato de sodio
Datem	Diacetato de sodio	Dextrina	Eritorbato de sodio, isoascorbato de sodio	Diacilglicerol
Pectinato de sodio	EDTA	Estearil fumarato de sodio	Acido eritorbico	*Estearil lactilato de sodio
Eritritol	Acido sorbico	Gluconato ferroso	Mono-estearato de sorbitan	Almidón alimentario modificado
Almidón y almidón modificado	Acido fumarico	*Acido esteárico	*Gelatina (no vegano)	Extracto de hoja de stevia (rebiana)
Acetato isobutirato de sacarosa	Acido gluconico	Glucono delta lactona (vegetal)	Gluconato de magnesio, sodio y zinc	Acido tartarico, tartrato ácido de potasio, tartrato sódico potásico
*Glicerina (glicerol)	*Taurina	Guanosina mono-Fosfato (GMP, guanilato disodico)	Taumatina	Helio
Mononitrato de tiamina (vitamina B1)	Monofosfato inosina (IMP, inosinato disodico)	Levadura torula	Aceite inter esterificado	Triacetina (gliceril triacetato)

Vainillina, etil vainillina	Proteína de soya aislada, proteína vegetal texturizada	Esteroles de ácido vegetal	*Ácido láctico	Vitamina B2 (riboflavina)
*Lecitina	Vitamina B6 (piridoxina)	Compuesto de magnesio	Vitamina D3	Acido málico
Vitamina E (alfa tocoferol)	Maltodextrina	Maltotame	Prusiato amarillo de sodio	

*aditivos no veganos.

Estos aditivos son de origen o posible origen animal, así que los veganos estaremos interesados en conocerlos para así poder evitarlos, estos algunas veces vienen etiquetados con su nombre químico.

Número E	Nombre del aditivo
120	Cochinilla, ácido carmínico, carmina, color natural rojo no. 4 Colorante que hace cualquier alimento color rojo, se encuentra en bebidas alcoholicas, relleno de pay de frutas, mermeladas, muchos dulces y hasta quesos. Es hecho a partir del insecto hembra.
153	Negro carbón, carbón vegetal, colorante. Si la descripción en el producto dice "carbón vegetal" probablemente es libre de derivados animales, pero si dice "negro carbón" es más probablemente derivado de varias partes de animales.
161g	Cantaxantina (color natural naranja). Usualmente es derivado de material vegetal, pero algunas veces puede ser hecho a partir de peces e invertebrados con conchas duras.

252	Nitrato de potasio (salpetre), conservador. Usualmente se asume que tiene origen natural, pero puede ser fabricado artificialmente a partir de materia animal. Se encuentra en quesos ahumados, los cuales pueden no contener cuajo animal.
270	Acido láctico, antioxidante. Puede ser obtenido a partir de la proteína de suero de leche, puede estar presente en bebidas carbonatadas, cerveza, aderezos y varios productos enlatados.
322	Lecitinas, emulsificador y estabilizador. Algunas lecitinas contienen yemas de huevo y puede ser también obtenida directamente de grasa animal.
325	Lactato de sodio, antioxidante. Es la sal del ácido láctico visto antes (E270).
326	Lactato de potasio - antioxidante, regulador de acidez. Otro tipo de sal derivada del ácido láctico (E270).
327	Lactato de calcio - antioxidante. Otro tipo de sal derivada del ácido láctico.
422	Glicerol (humectante, solvente, glicerina dulce) - endulzante. La mayoría de la glicerina se origina como producto secundario de la fabricación de jabón, y muchos jabones se fabrican con grasa animal.
430-436	Polioxietileno - emulsificadores y estabilizadores. Los números indican varios tipos del compuesto que por lo general es extraído de frutas, pero puede llegar a ser extraído de fuentes animales, lo más seguro es preguntar al fabricante.
441	Gelatina - emulsificador/agente gelificante. La gelatina ya es clasificada como un alimente y no como un aditivo, es hecha

	a partir de piel y pezuñas; toda la gelatina es de origen animal y puede encontrarse en yogurts, dulces, mermeladas.
442	Fosfátidos de amonio - emulsificador. Puede ser hecho a partir del glicerol y por lo tanto contener grasa animal.
470a	Sales de ácidos grasos de sodio, potasio y calcio - emulsificador, anti aglomerante. Es derivado de ácidos grasos que pueden ser de fuente animal.
470b	Estearato de magnesio - emulsificador, anti aglomerante. Puede originarse de grasa animal.
471	Mono y digliceridos de ácidos grasos - emulsificadores. Debido a que es derivado de glicerina puede ser de origen animal.
472 a - f	Son emulsificadores relacionados con los mono y digliceridos de ácidos grasos. Pueden ser de fuente animal por ser derivados de la glicerina. E472a esteres de ácido acético E472b esteres de ácido láctico E472c esteres de ácido cítrico E472d esteres de ácido tartárico E472e esteres de mono y diacetil ácido tartárico E472f esteres mezclados de ácidos tartárico y acético
473	Esteres de sacarosa de ácidos grasos - emulsificador. Puede ser derivado de grasas animales.
474	Sucrogliceridos - emulsificador. Puede ser derivado de grasas animales.
475	Ester de poliglicerol de ácidos grasos. Puede ser derivado de grasa animal.
476	Poliglicerol poliricinoleato - emulsificador. Puede ser un producto de grasa animal a partir de la fabricación de jabón.
477	Propilen glicol - emulsificador. Es un ester de ácidos grasos que puede ser de origen animal.

478	Esteres de acidos grasos lactilados de glicerol y propano-1- emulsificadores. Pueden provenir de grasas animales.
479b	Aceite de soya térmicamente oxidado interactuado con mono y digliceridos de acidos grasos (los cuales pueden ser de origen animal) - emulsificadores.
481	Estearol-2-lactilato de sodio - emulsificador. Contiene ácido láctico y ácido esteárico.
482	Estearol-2-lactilato de calcio - emulsificador. Contiene ácido láctico y ácido esteárico.
483	Estearil tartrato - emulsificador (ver 471 arriba).
491	Monoestearato de sorbitan - emulsificador y estabilizador. Obtenido a partir del acido esteárico, el cual es encontrado en grasas animales y vegetales.
492	Triestearato de Sorbitan - emulsificador. Puede estar hecho a partir de grasas animales.
493	Monolaurato de sorbitan - emulsificador. Puede provenir de grasas animales.
494	Monooleato de sorbitan - emulsificador. Puede provenir de grasas animales.
495	Monopalmitato de sorbitan - emulsificador. Puede provenir de grasas animales.
542	Fosfato de hueso - antiaglutinante.
570	Ácido esteárico, ácido graso - antiaglutinante. El ácido esteárico es encontrado en grasas vegetaels y animales, a menudo es usado en levadura seca.
572	Estearato de magnesio, estearato de calcio - emulsificador y antiaglutinante. A partir de ácido esteárico.
585	Lactato ferroso - colorante. Puede ser derivado de la proteína de suero de leche.

631	Inosinato disódico - potenciador de sabor. Hecho a partir de animales y peces. Se usa junto con el GSM.
635	5-ribonucleotidos de sodio - aumenta el sabor. A menudo hecho a partir de animales.
640	Glicina y su sal de sodio - potenciador de sabor. Puede ser producto de la gelatina.
901	Cera de abeja - blanca y amarilla - glaseante. No apto para veganos.
904	Shellac - glaseante Es una resina secretada por un insecto.
910	L-cisteína - estabilizante Producido comercialmente a partir de cabello animal, humano y de plumas. Es usado como aditivo en alrededor de 5% de productos horneados, pero no en aquellos que son de harina entera.
920	Hidrocloruro l-cisteína - estabilizante. Producido a partir de l-cisteína.
921	l-cisteína monohidrato clorhidrato - estabilizante Producido a partir de L-cisteína.
966	Lactitol - endulzante. Derivado de lactosa.
	Castóreo - saborizante. Secreción natural oleosa del castor que usa para acicalar su pelaje.

No piense en esto como un inconveniente, conocer el origen de estos aditivos es bueno, ahora que si busca productos veganos, lo más fácil es comprar lo que ya viene etiquetado como tal, recuerde sin embargo, que eso sólo significa que no contiene derivados animales, no significa que el producto es más sano, igual puede contener exceso de grasa, sodio y azúcar añadida. En cuanto a los aditivos peligrosos, gaste un poco de tiempo en buscar productos que no los contengan, una vez identificados puede hacer una lista y atenerse a ella; que mejor inversión de tiempo que en buscar mejorar su salud, al final eso le ayudará a no perder su tiempo y su dinero en consultorios médicos y hospitales. Empiece con esta práctica, aléjese de los alimentos procesados y vea cómo su salud mejorará de una manera que ni se imagina. ¿Qué mejor enseñanza podemos dejar a nuestros hijos, que el cuidar de su propia salud?

CAPITULO 5

COMBINACION DE LOS ALIMENTOS

En lo que a digestión respecta, entre más sencillo, mejor.

Algo muy importante sobre todo para la buena digestión, y el aprovechamiento de los nutrientes de una comida, es la manera en que combinamos los alimentos. De ello depende completamente la ligereza y el bienestar después de dar nutrición al cuerpo, o la acidez, indigestión y pesadez que se sentirá por horas tras una comida pesada, con proteína animal y mal combinada.

Por ejemplo: un desayuno típico de huevos con pan tostado, jugo de naranja y café, que por muchas personas será considerado como saludable, es el ejemplo de una mala combinación de alimentos. Esto pasa porque el jugo de naranja que tardaría solo unos minutos en el estómago antes de pasar al intestino delgado, donde es digerido y absorbido, es retenido por el pan tostado y los huevos, y por lo tanto empieza a fermentarse, a su vez el ácido del jugo inhibe la digestión del carbohidrato del pan, ya que este necesita un medio alcalino para su digestión, por lo tanto también se retrasa la digestión de la proteína del huevo, la cual necesita un medio ácido para su digestión, el resultado es la pesadez e inflamación estomacal que serán las compañeras personales toda la mañana, si a esto se añade que apenas unas 4 horas después, se estará cargando al estómago con la comida del día, la cual puede consistir en otro grupo de alimentos mal combinados, como una hamburguesa con papas fritas y una malteada de postre, o un "saludable" sándwich de pollo a la parrilla con unas piezas de fruta como postre, entonces obtendrá usted la idea de lo que pasa en el sistema digestivo durante todos los días al llevar una alimentación así. Para explicarme mejor, el sistema digestivo va a tener problemas para digerir la hamburguesa con papas y la malteada, o el sándwich de pollo a la parrilla con la fruta de postre, simplemente porque estas dos comidas están pésimamente combinadas, a pesar de que una parezca comida chatarra y la otra comida saludable. Aquí no es cuestión de las calorías de cada una de éstas comidas, lo importante es que ambas comidas están mal combinadas, hay proteína animal presente, y ambas ocasionarán el mismo resultado, *que el sistema digestivo siempre estará sobrecargado con proteínas y carbohidratos concentrados a medio digerir, los cuales sufren fermentación y putrefacción.* Se ha estimado que hasta 12 gramos de proteína al día escapan a la digestión y llegan al colon, en donde puede ser transformada en sustancias tóxicas como el amoniaco, esta degradación de proteína no digerida se llama putrefacción, es decir un poco de carne de hecho termina pudriéndose en el colon, y los productos de esta putrefacción pueden ser muy tóxicos (sulfuro de hidrogeno, o gas de huevo podrido)[57]. Este ambiente promueve el crecimiento de bacterias y hongos dañinos para el organismo, y la disminución de las bacterias benéficas, las cuales mantienen el buen funcionamiento de todo el sistema digestivo; todo lo cual está relacionado con la enfermedad inflamatoria de los intestinos y el cáncer colorrectal[58].

La acidez estomacal y el reflujo gastroesofágico, son los más comunes trastornos del sistema digestivo, y las consecuencias pueden ser muy serias. La persona empieza con un esófago normal, y si el ácido está

---

[57] E Magee. A nutritional component to inflammatory bowel disease: the contribution of meat to fecal sulfide excretion. Nutrition. 1999 Mar;15(3):244-6.

[58] E Miller, P Lazarus, SM Lesko, AJ Cross, R Sinha, J Laio, J Zhu, G Harper, JE Muscat, TJ Hartman. Meat-related compounds and colorectal cancer risk by anatomical subsite. Nutrition and Cancer. 2013;65(2):202-26.

presente constantemente el esófago se inflama, trastorno llamado esofagitis, el cual puede convertirse en esófago de Barrett (trastorno premaligno), el cual puede terminar en adenocarcinoma de esófago[59]; para evitar eso se debe controlar el reflujo ácido. En general, llevar una alimentación alta en grasa aumenta el riesgo de acidez, debido a que la grasa mantiene relajado al esfínter que cierra el paso del estómago al esófago y por lo tanto el ácido puede regresar al esófago; las comidas altas en fibra son protectoras[60].

60,000 personas fueron estudiadas por alrededor de una década y encontraron que el alto consumo de proteína, específicamente animal, estaba asociado con un riesgo significativamente elevado de padecer colitis ulcerativa; el consumo de proteína animal ha aumentado y con esto ha llegado un aumento en la incidencia de la enfermedad inflamatoria de los intestinos. La diferencia entre la proteína animal y la proteína presente en plantas es que las proteínas animales tienen aminoácidos que contienen azufre como la metionina, la cual es transformada por las bacterias en los intestinos en sulfuro de hidrogeno, el gas que huele a huevo podrido[61].

En otro estudio a los participantes se les dieron 5 diferentes dietas con diferentes niveles de contenido de carne y una vegetariana, y mientras más carne consumieron, mas sulfuro de hidrogeno produjeron; este gas actúa como un radical libre y daña el ADN[62].

Cuando uno cambia hacia una alimentación basada en plantas y baja en grasa, lo primero que nota es que los problemas estomacales que uno considera normales desaparecen, lo segundo es una ligereza que antes no se sentía después de comer, así como una mejoría en el

59 S Parasa, P Sharma. Complications of gastro-oesophageal reflux disease. Best Practice and Research Clinical Gastroenterology. 2013 Jun;27(3):433-42.
60 DJ Becker, J Sinclair, DO Castell, WC Wu. A comparison of high and low fat meals on postprandial esophageal acid exposure. The American Journal of Gastroenterology. 1989 Jul;84(7):782-6.
61 E Magee. A nutritional component to inflammatory bowel disease: the contribution of meat to fecal sulfide excretion. Nutrition. 1999 Mar;15(3):244-6.
62 P Jantchou, S Morois, F Clavel-Chapelon, M C Boutron-Ruault, F Carbonnel. Animal protein intake and risk of inflammatory bowel disease: The E3N prospective study. The American Journal of Gastroenterology. 2010 Oct;105(10):2195-201.

estado general, en el nivel de energía, y puede incluso haber hasta una pérdida de peso considerable, todo esto sólo con seguir una alimentación más saludable basada en plantas, sin proteína animal y tomando en cuenta algunas reglas sobre la combinación de los alimentos.

Algunos de los proponentes de la alimentación basada en plantas crudas mencionan que, siempre y cuando los alimentos estén crudos, no necesitan estar perfectamente combinados para que tenga lugar una buena digestión, personalmente recomiendo que trate de seguir estas reglas para mejorar la digestión y absorción de los alimentos y sus nutrientes, y usted notará la diferencia. Algunas veces como alimentos crudos que no combinan bien entre sí, y la diferencia se nota, lo principal es que después de comer esos alimentos, mi cuerpo tarda más tiempo en pedir alimento nuevamente, ya que el proceso de digestión tarda más, aunque no se me presenten problemas de indigestión, acidez, o inflamación. Aplicar estas reglas además de eliminar los productos de origen animal es la mejor manera de tener una excelente función digestiva.

Así que volviendo al ejemplo del desayuno, uno que fuera ligero y fácil de digerir sería el siguiente:

Un jugo de vegetales frescos recién exprimido, el cual puede contener, para una persona, 4 zanahorias, un trozo de betabel, dos tallos de apio y un trozo de repollo y 1 manzana, seguido unos 20 minutos después por una ensalada de frutas o un licuado verde. En mi opinión la ensalada de frutas está bien, pero los licuados verdes dan muchos más beneficios, entre ellos están:

- Se obtiene una descarga instantánea de vitaminas, minerales y clorofila.
- Las hojas verdes al estar licuadas con la fruta, son muy apetitosas y su fibra ayuda a disminuir la absorción del azúcar de la fruta en la sangre.

- Al estar perfectamente licuadas son muy fáciles de digerir, ya que en su mayoría, todas las hojas verdes pueden ser de difícil digestión cuando no se las mastica bien, incluso, en casos de digestión muy pobre, pueden pasar intactas por el tracto digestivo.
- Se obtiene energía por horas.
- La fibra alimenta a nuestras bacterias benéficas, y mantiene a raya a las bacterias dañinas que pueden vivir en nuestros intestinos.
- Se rompe el ayuno matutino con alimentos cargados de nutrientes.
- Evitará el malestar estomacal matutino seguido a un desayuno típico de cereales y jugo de naranja, o huevos y tortillas de harina.

Este desayuno es altamente nutritivo y está bien combinado. En muchos textos puede encontrar, que las frutas y los vegetales no deben combinarse en la misma comida y tienen razón, pero las hojas verdes como las lechugas, espinacas, acelgas, coles, verdolagas, no contienen almidón, y por lo tanto no retrasan la digestión de la fruta.

Trate de seguir las reglas de la combinación de alimentos por dos semanas, en todas sus comidas, y notará una gran diferencia. A continuación le presento los grupos de alimentos y como debe combinarlos.

PROTEINAS VEGETALES:

- Tofu
- Leguminosas
- Tempe

CARBOHIDRATOS

- Panes de grano entero
- Arroz

- Camotes
- Papas
- Zanahoria
- Calabaza de casco
- Alcachofas de Jerusalén
- Calabazas de invierno
- Legumbres
- Maíz cocido (el maíz crudo combina como un vegetal)
- Pasta
- Coco tierno

NUECES Y SEMILLAS

- Nuez pecana
- Anacardos
- Nueces de castilla
- Almendras
- Avellanas
- Nueces macadamia
- Semillas de girasol
- Pepita de calabaza
- Ajonjolí
- Linaza
- Chía
- Coco maduro

FRUTOS SECOS

En esta categoría entran los dátiles y todas las frutas secas, estas es mejor buscarlas sin azúcar y sin sulfitos añadidos.

FRUTAS FRESCAS

- Estas tienen su propia clasificación:

1. Melones (todo tipo de melones y la sandía)
2. Frutas dulces: Plátanos, dátiles, higos, ciruelas pasas, uvas pasas, papaya, persimonios.
3. Frutas sub-acidas: Manzanas, chabacanos, arándanos azules, cerezas, uvas, mangos, duraznos, peras.
4. Frutas ácidas: Cítricos, arándanos rojos, piña, ciruelas, granadas, fresas, moras negras, moras rojas, cerezas agrias.
5. Frutas no dulces: pepinos, tomates, calabacines.
6. Aguacates (técnicamente una fruta que contiene grasas y todos los aminoácidos esenciales), yo encuentro que combina bien en ensaladas de frutas ácidas y no dulces y con carbohidratos.

VEGETALES

- Vegetales con alto contenido de almidón: papa, zanahoria, camotes, calabaza de casco, calabazas de invierno.
- Vegetales con bajo contenido de almidón: todo el resto incluyendo brócoli, berenjenas, rábanos, alcachofas de Jerusalén, etc.

HOJAS VERDES

Técnicamente, todos los alimentos de esta categoría pueden combinarse con cualquier otro:

- Col rizada
- Espinaca
- Acelgas
- Todas las variedades de lechuga, como la romana, roja, Boston, endivias, etc.
- Arúgula
- Malva

- Verdolagas
- Menta
- Cilantro
- Perejil
- Nopal
- Apio

Las dos últimas no son hojas, sin embargo combinan con cualquier otro alimento, son excelentes para los licuados verdes porque aportan una gran cantidad de fibra, el apio es además muy mineralizante. Para preparar licuados verdes para principiantes o para niños es mejor utilizar las hojas que no aportan mucho sabor a la mezcla, las ideales son las espinacas bebé porque su sabor es muy tierno y no afecta el sabor de la fruta, a diferencia de otras hojas.

Las siguientes tablas son una excelente guía para ver las mejores combinaciones de alimentos:

PROTEINAS	COMBINAN CON	VEGETALES CON POCO ALMIDON
Nueces Cereales enteros Semillas Chicharos Legumbres Tofu Tempe	→	Brócoli Berenjenas Rábanos Maíz fresco Coliflor Germinados Calabacines Ejotes Repollo

Tabla 5.1

CARBOHIDRATOS	COMBINAN CON	VEGETALES CON POCO ALMIDON
Cereales de grano entero Frijoles y chicharos secos Alcachofas de Jerusalén Papas Zanahorias Calabazas de invierno	→	Brócoli Berenjenas Rábanos Maíz fresco Coliflor Germinados Calabacines Ejotes Repollo

Tabla 5.2

FRUTAS ACIDAS	COMBINAN CON	FRUTAS SUB-ACIDAS
Cítricos Arándanos rojos (cranberries) Piña Ciruelas agrias Granadas Fresas Bayas agrias Cerezas agrias	→	Manzana Chabacano Arándanos azules Cerezas dulces Uvas Mangos Duraznos Peras

Tabla 5.3

FRUTAS DULCES	COMBINAN CON	FRUTAS SUB-ACIDAS
Plátanos Dátiles Ciruelas pasa Higos Pasas Papaya Persimonios	→	Manzana Chabacano Arándanos azules Cerezas dulces Uvas Mangos Duraznos Peras

Tabla 5.4

GRASAS	COMBINAN CON	TODOS LOS VEGETALES
Aguacate Nueces y semillas Aceitunas	→	Brócoli Berenjenas Rábanos Maíz fresco Coliflor Germinados Calabacines Ejotes Repollo

Tabla 5.5

CEREALES GERMINADOS	COMBINAN CON	
Cebada Trigo sarraceno o alforfón Quínoa Mijo Avena Centeno Trigo	→	PROTEINAS VEGETALES FRUTAS DULCES* FRUTAS SUB-ACIDAS*

Tabla 5.6

** Con moderación, esta última tabla es de beneficio para quienes llevan una alimentación cruda estricta pues los granos germinados se* *usan para preparar pan, o cereales para desayuno con fruta y leches vegetales.*

Las HOJAS VERDES combinan con todos los grupos alimenticios.

Algunas reglas sencillas para recordar son:

- No combine carbohidratos concentrados y proteínas en la misma comida.
- No combine las frutas con ningún otro alimento, las frutas idealmente se deben comerlas solas y por la mañana, cuando el estómago está vacío y muy importante, no coma frutas como postre. La excepción es combinarlas solo con hojas verdes.
- Los carbohidratos sólo combinan bien con los vegetales crudos o cocidos y otros carbohidratos, aunque siempre es mejor hacer las comidas más ligeras añadiendo un tipo de carbohidrato a la vez, todo depende lo que nuestro cuerpo pueda digerir.
- Las proteínas sólo combinan vegetales crudos o cocidos sin alto contenido de almidón.
- Las frutas secas combinan con los vegetales crudos sin almidón (como por ejemplo para añadir a una ensalada de vegetales verdes y frutas para eliminar la necesidad de usar aderezos grasos).
- Los melones es mejor comerlos solos ya que ellos pasan por el estómago en unos 15 minutos, y su combinación con cualquier otra fruta retrasa su digestión y provoca malestares estomacales.

En los libros de cocina de alimentos crudos, una combinación muy frecuente es la de nueces con frutas secas o plátanos, sin embargo recuerde que la combinación de grasas y azúcares no es buena en general. Una alimentación con contenido graso elevado provoca problemas de manejo del azúcar, lo ideal es un consumo de grasa bajo, alrededor del 10% de las calorías totales en el día. Los libros de cocina cruda contienen recetas muy altas en grasas, por el uso indiscriminado de nueces, las cuales, dicho sea de paso, son caras. Yo prefiero hacer postres horneados sin grasa que postres crudos cargados de grasa.

La aplicación de estas reglas es una buena estrategia para mejorar la digestión, y dejar de depender de medicamentos para controlar síntomas de malestar estomacal o inflamación intestinal.

Algo que personas cercanas a mí siempre me preguntan, es que si al comer de esta manera no me da más hambre, y la respuesta es no. Evidentemente hay que comer suficiente, ese punto ya lo toqué antes, el error al llevar una alimentación basada en plantas es no comer suficiente, las plantas aportan más volumen y muchas menos calorías que los alimentos densos de origen animal, como pueden apreciar en este dibujo.

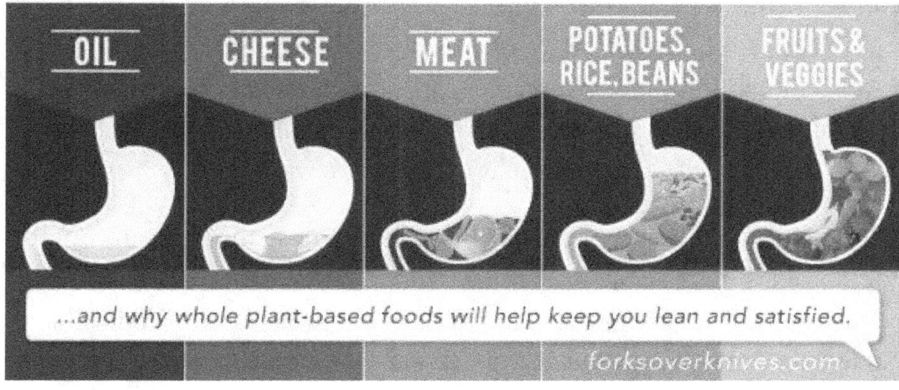

De paso les recuerdo que vean el documental Forks over knives.

Otra pregunta frecuente acerca de este tipo de alimentación es si no afecta mi vida social, la verdad es que no, ya que existen muchas opciones en cualquier lugar que visite, obviamente existen lugares que no tienen nada sano como todos los restaurantes de comida rápida. La mayoría de los restaurantes tienen diversas ensaladas en el menú, lo que hago es pedir al mesero que agregue u omita algún ingrediente en una ensalada, por ejemplo, si la ensalada contiene trozos de pollo pido que los eliminen y en su lugar agreguen rebanadas de aguacate, además especifico que no contenga queso ni aderezo, y pido que le agreguen los vegetales que tengan.

En cualquier lugar siempre puede ordenar vegetales al vapor con arroz al vapor, los cuales estarán disponibles en los restaurantes de comida china. En los restaurantes de comida mexicana, lo ideal es asegurarse de que los frijoles no están refritos con manteca de puerco, si es así puede evitarlos también, y en su lugar pedir una ensalada con guacamole o pico de gallo.

En un restaurante de comida italiana, puede ordenar una mezcla de los vegetales frescos que tengan en su menú, y puede pedir que agreguen aceitunas, alcachofas, albahaca, tomates.

En fin, opciones existen donde quiera que vaya. No tome como un pretexto que este tipo de alimentación no encaja con su vida social, aproveche, si es usted una persona constantemente rodeada de gente, ponga el ejemplo, recuerde que es su salud la que está de por medio, además, es bueno que la gente vea los resultados, quizá hasta le pregunten qué está haciendo para verse tan bien.

Esto se trata de divertirse experimentando y descubriendo un mundo de comidas nuevo. Sus gustos por la comida cambiarán radicalmente; como vimos anteriormente, en un plazo de días su paladar estará detectando el exceso de sal o de grasa. Va a conocer los sabores de los vegetales, en lugar del sabor de sal y pimienta que predominan en todo lo que se cocina. Lo óptimo es que usted se sienta cómodo con sus decisiones, y nunca, nunca se sienta presionado ni extraño, recuerde, esto es algo que está haciendo por su cuerpo, y es un camino que, aunque puede ser solitario, le dará recompensas en muchos aspectos de su vida. No tiene nada de malo ser diferente.

El mejor médico es el que conoce la inutilidad de la mayor parte de las medicinas.

Benjamín Franklin.

Que la comida sea tu alimento y el alimento tu medicina.

Hipócrates

Cuando una medicina no hace daño deberíamos alegrarnos y no exigir además que sirva para algo.

Pierre Agustin de Beaumarchais

CAPITULO 6

ESCUCHE A SU CUERPO

Su cuerpo es inteligente, él se comunica constantemente, aprenda a interpretar las señales que le da cuando algo anda mal.

Nuestro cuerpo siempre manda señales cuando algo anda mal, éstas van desde dolores de cabeza hasta alergias, problemas cutáneos, indigestión, entre otros, que no son más que síntomas de una falta de balance en el organismo, provocado por el estilo de vida, y por los alimentos que se consumen; al hacer cambios de hábitos esos síntomas desaparecen. Desgraciadamente, cuando todos los excesos ya provocaron su daño, se pueden llegar a presentar enfermedades como el cáncer, demencias o enfermedades autoinmunes; muchas veces, sólo se presenta un sistema inmune debilitado, que da entrada a virus, bacterias o parásitos, que invaden el organismo y lo enferman. Pero si ese organismo tuviera un sistema inmune funcionando en excelentes condiciones, o un excelente balance corporal de bacterias benéficas, éstos lo protegerían de las invasiones, y no habría cabida para una infección. Esa es la importancia de cuidar la salud, *evitar desarrollar el terreno donde se establezca la enfermedad.* La realidad actual, sin embargo, es que la mala alimentación y el abuso del uso de antibióticos y jabones antibacteriales, están dejando que el cuerpo humano cada vez esté más propenso a enfermarse, al barrer con las defensas naturales del organismo, como lo son: la cantidad de bacterias benéficas que se encuentran, o deberían encontrarse en él y un sistema inmune fuerte. La sociedad es temerosa de las bacterias, virus, parásitos, pero al mismo tiempo está creando las situaciones especiales para que estos provoquen enfermedad. Le puedo asegurar que seguir este estilo de vida es muy redituable; aunque muchas personas me dicen que comer de la manera en que yo les sugiero es caro, siempre les contesto que es más caro ir con el doctor y comprar medicamentos. Por ejemplo, yo padecía sin falta cada invierno de bronquitis, la cual me duraba alrededor de 2 semanas, mi suegro que es médico, con las mejores intenciones me recetaba siempre un medicamento. Hace 4 años ya que no tengo ni un resfriado, y no por falta de exposición a ellos, ha habido ocasiones en que las personas que me rodean, incluido mi esposo, caen víctimas de la gripa estacional y yo no me contagio. Tengo alrededor de 3 años sin tomar un solo medicamento, *antes de hacerme vegana* tomaba pastillas para controlar el dolor de espalda y rodillas, pastillas para controlar el Síndrome Premenstrual, pastillas para los cólicos, y cuando ya era vegetariana por un tiempo, durante el cual estuve en tratamiento con un gastroenterólogo (¿recuerdan mi historia con el gastroenterólogo?), tomé medicamentos para controlar agruras e indigestión, esto fue como les mencioné anteriormente, lo que terminó por llevarme a adoptar una alimentación vegana con un alto contenido de comidas crudas.

¿Qué papel juega la alimentación en el establecimiento de la buena salud? Uno importante, puesto que el consumo de alimentos chatarra, alimentos procesados, azúcar añadida, sal refinada, productos artificiales, y productos de origen animal, promueven la mala salud. Sin embargo, existe otro tipo de problema, las alergias severas o sensibilidades a algunos alimentos, incluso alimentos sanos. Entre los alimentos que provocan alergias o sensibilidades alimentarias, se encuentran el *huevo, el trigo, el maíz, la leche de vaca, la soya, las nueces (castañas, nueces de castilla, avellanas, nueces de Brasil, pecanas, piñones y nueces de la India), crustáceos y pescado.*

La diferencia entre una alergia y una sensibilidad alimentaria está en la severidad de los síntomas. Como verá a continuación, una alergia alimentaria activa el sistema inmune y produce una reacción inmediata que puede incluso comprometer la vida, es por eso que la mayoría de las alergias alimentarias están bien establecidas, algunas personas dirán que son severamente alérgicas a los cacahuates, por ejemplo, mientras que otras dirán que lo son al trigo. Mientras tanto, las sensibilidades o intolerancias alimentarias a menudo no están identificadas, ya que los síntomas son muy ambiguos y a menudo no comprometen la vida.

Los síntomas de una verdadera alergia alimentaria, los cuales pueden ocurrir inmediatamente o dentro de una hora a partir de la ingestión del alimento son:

Síntomas cutáneos: angioedema, urticaria, eczema y dermatitis atópica.

Síntomas gastrointestinales: dolores abdominales, diarrea, náusea, vómito.

Síntomas respiratorios: rinitis alérgica, asma, edema laríngeo.

Síntomas orales: comezón de la boca, paladar y lengua, edema, urticarias.

Síntomas sistémicos: shock anafiláctico.

Los síntomas de intolerancias alimentarias pueden experimentarse muy sutilmente y pueden llegar entre 30 minutos y varias horas después de haber consumido el alimento. Entre los síntomas, los cuales son muy variados están:

Síntomas respiratorios: tos, estornudos, escurrimiento nasal, infecciones en los oídos, ronquera, apnea del sueño.

Síntomas del sistema inmune: propensión a resfriados, úlceras bucales e infecciones por *Candida albicans*.

Síntomas neurales: falta de coordinación, torpeza, dolores de cabeza, migrañas, depresión, problemas de memoria, dificultades intelectuales, demencia.

Piel, pelo y uñas: eczema, psoriasis, dermatitis, rosácea, urticaria, pérdida de cabello, uñas quebradizas, caspa.

Problemas metabólicos: mal humor, ganancia o pérdida de peso, escalofríos, enfermedades de la tiroides, antojos, adicciones.

Síntomas músculo-esqueléticos: articulaciones o músculos endurecidos, tendinitis, artritis, adelgazamiento de los huesos, fracturas, osteoporosis.

Mal absorción: cansancio extremo o falta de energía, dificultad para concentrarse, deficiencias vitamínicas, deficiencias de hierro, anemia, deficiencia de calcio.

Síntomas gastrointestinales: síndrome de intestino irritable, diarrea, estreñimiento, indigestión, reflujo esofágico, úlceras estomacales.

Síntomas genitales y del sistema reproductor: infecciones del tracto urinario, infertilidad, dificultad para concebir, aborto.

Pero, ¿a qué se debe que una persona tenga sensibilidades alimentarias? Puede ser una o varias de las siguientes causas:

1. Ausencia de una enzima, como es el caso de la lactasa, enzima que digiere el azúcar de la leche, y cuya ausencia provoca que el individuo sea intolerante a la lactosa.

2. Causas químicas, ciertos químicos en comidas y bebidas pueden causar intolerancia, como por ejemplo las aminas en algunos quesos y la cafeína en el café.

3. Toxinas que producen intoxicación, como por ejemplo las aflatoxinas que se presentan en los frijoles mal cocidos.

4. Presencia normal de histamina en algunos alimentos, como en el pescado que no ha sido almacenado correctamente y que acumula histamina mientras se descompone.

5. Presencia de salicilatos en muchas comidas, la cual causa problemas en personas con sensibilidad a estos, y que están presenten en algunas frutas, vegetales, especias, hierbas, tés y en algunos alimentos procesados.

6. Presencia de aditivos usados en los alimentos procesados para extender el tiempo de vida, por ejemplo, antioxidantes, colores artificiales, sabores artificiales, emulsificadores, potenciadores del sabor, preservativos y endulzantes; los que más reacciones causan son: nitratos, GMS, sulfitos y algunos colorantes como el rojo y el amarillo[63] (todos en la lista de aditivos a eliminar, ver capítulo 4).

DETECCION DE SENSIBILIDADES ALIMENTARIAS

Existen pruebas de laboratorio que se utilizan para la detección de alimentos que están provocando problemas, así que para ir a lo seguro, ésta es una buena opción, aunque puede ser algo costosa: la otra opción es hacer una dieta de eliminación en casa. Lo único que se necesita hacer es eliminar de la dieta, por uno a dos meses, el alimento que se sospecha puede estar causando problemas. Por ejemplo, si sospecha que algún alimento le provoca problemas, tiene

---

[63] http://www.medicalnewstoday.com/

que dejar de comerlo por unas dos semanas. Una vez pasado el tiempo de eliminación, puede probar con el alimento nuevamente para ver si le provoca alguna reacción. Es muy importante saber que debe reintroducirlo a la alimentación en su forma más pura, y no en forma de alimentos procesados, es decir, si está probando si las fresas le causan alguna reacción, consuma fresas y no galletas con relleno de fresas, las cuales pueden contener además huevo, levadura, leche y probablemente nada de fresa (como se ha visto con algunas marcas de alimentos procesados). Además debe tomar en cuenta que todos los alimentos procesados contienen aditivos alimentarios que pueden provocar muchos de los síntomas de sensibilidad, como vimos anteriormente.

Algo más que hay que tomar en cuenta, es el tipo de restaurantes que uno visita; por ejemplo, los restaurantes de comida china son famosos por utilizar el **GMS** (glutamato monosódico), del cual hablé anteriormente; éste aditivo alimentario es el más famoso por provocar gran cantidad de efectos, pero el mayor problema con él, es que se encuentra en la mayoría de los alimentos procesados, esto quiere decir que si comemos en lugares donde se usen alimentos de baja calidad para hacer los platillos, también estaremos expuestos a él.

Sin embargo, si no quiere poner mucho esfuerzo en descubrir que alimentos le provocan sensibilidades alimentarias, lo más fácil de hacer es cambiar de lleno su alimentación, ya que de esa manera eliminará la mayoría de los ingredientes que pueden provocarle una reacción, y así, con sólo hacer ese cambio se dará cuenta de que los síntomas desaparecen.

Al seguir este tipo de alimentación, cargada de vegetales y frutas frescos, nueces y semillas, germinados y vegetales marinos, estará dando a su cuerpo los alimentos más cargados de nutrientes que pueda encontrar en el supermercado, y de esta manera se dará cuenta de que los síntomas que describí anteriormente en realidad son muy molestos, lo que pasa es que uno aprende a vivir con ellos. Se lo digo por experiencia, toda mi vida tuve la sensación de tener una flema atorada en la garganta, y no había nada que yo pudiera hacer para librarme de ella. Cuando estaba tratándome con el gastroenterólogo, antes de cambiar mi alimentación hacia las comidas crudas (aunque ya era vegetariana desde hacia alrededor de un año), también estaba terminando mi tratamiento de alergias respiratorias con el alergólogo, así que estaba viendo a los dos doctores al mismo tiempo. Como yo vivo en la frontera de Tamaulipas, iba a Monterrey a consultar a esos doctores y aprovechaba para verlos a los dos el mismo día, así que uno de esos días, tuve la siguiente conversación con ellos:

Yo: ya sé que estoy a punto de terminar mi tratamiento para las alergias, pero la flema en la garganta no desaparece.

Alergólogo: si la flema fuera por alergia ya habría desaparecido con el tratamiento, por lo tanto yo creo que se debe a reflujo gástrico.

Yo: precisamente después de esta cita, tengo otra con el gastroenterólogo así que voy a comentarle.

Yo: Tengo una flema en la garganta que me molesta mucho.

Gastroenterólogo: son alergias.

Yo: el alergólogo me acaba de decir que es reflujo.

Gastroenterólogo: si fuera reflujo, la flema se habría eliminado con los medicamentos que te receté.

Es verdad, no es un chiste. Ese día decidí que no iba a seguir gastando mi tiempo y mi dinero en "tratamientos". Después de dos semanas en la dieta vegana de las comidas crudas, mi flema desapareció; por un periodo lleve una dieta de alimentos 100% crudos, pero una vez que me sentí mejor en mi salud, empecé a reintroducir alimentos cocidos, esto debido a que estuve investigando ventajas y desventajas de este tipo de alimentación, y la principal desventaja para mí era que los platillos que yo aprendí a hacer con los libros que tenía eran muy laboriosos y altos en su contenido graso; por lo tanto me decidí por un balance en el cual la mayor parte del tiempo como mis alimentos crudos, los cuales son principalmente frutas y hojas verdes, pero algunas veces me gusta hacer algún platillo para compartir con mi esposo, o me gusta ir a algún restaurante y probar los menús veganos, los cuales a menudo incluyen humus, que está entre mis comidas favoritas; pero lo más importante es que de toda esta experiencia aprendí a *escuchar a mi cuerpo.* Ahora, 3 años después, sé cuando algo me provoca reacciones, por ejemplo las nueces, que son alimentos muy concentrados calórica y nutricionalmente hablando, especialmente de alto contenido graso, me provocan enrojecimiento en la piel, pueden provocar espinillas y ulceras aftosas en mi boca, y por esa razón no las consumo en grandes cantidades. En su lugar consumo todas las hojas verdes, los pepinos, el apio, las calabacitas, los tomates y los aguacates, y como base de mi dieta las deliciosas frutas, de todos los colores y sabores, aunque también incluyo granos enteros como la avena, el maíz, el arroz, la quínoa y el amaranto.

Sin duda, lo mejor que se puede hacer es trabajar con alguien, como un médico especialista en alergias y sensibilidades alimentarias, o incluso algún nutriólogo que sepa sobre el tema, esto debido a que actualmente se está prestando mucha atención a las sensibilidades alimentarias y en especial a la enfermedad Celiaca, la cual es una alergia severa al trigo, que dicho sea de paso, es una enfermedad que no todas las personas tienen, al menos no todas las que creen que tienen una sensibilidad al trigo. Y es que a raíz de esta atención que se ha centrado en llevar una alimentación libre de alérgenos, muchas personas están optando por llevar una dieta libre de gluten de trigo, y mientras que está bien si una persona decide hacerlo y llevar una alimentación basada en plantas, con alto contenido de fruta, baja en grasa, con cantidades de vegetales y granos enteros, y algunas nueces, es otra historia si esa misma persona cree que cambiando sus alimentos procesados a alimentos procesados "libres de gluten" va a tener una mejor salud, simplemente no es así.

> "Últimamente la sensibilidad al gluten está ganando más credibilidad médica, pero los médicos aun no saben cómo funciona, o cuanto gluten puede ser tolerado, si es reversible o no, y cuales pudieran ser las complicaciones a largo plazo de adherirse a una dieta libre de gluten. Considerando la falta de conocimiento, quizá las personas con sensibilidad al gluten deberían reintroducir el gluten a su alimentación cada año y ver si aun está causando problemas. La razón por la cual los profesionales de la salud no queremos ver personas en dietas libres de gluten a menos que sea absolutamente necesario es que, para el 98% de personas que no tienen problema con el gluten, los granos enteros, incluyendo los que tienen gluten como la cebada y el centeno, son promotores de la salud, están ligados con la reducción del riesgo de padecer enfermedad coronaria, cáncer, diabetes, obesidad y otras enfermedades crónicas. Además, existe evidencia de que una dieta libre de gluten puede afectar adversamente la salud intestinal en aquellas personas que no tienen enfermedad celiaca o alergia al trigo, provocando el desarrollo o sobre crecimiento de bacterias dañinas en los intestinos; además auto recetarse una dieta libre de gluten puede impedir la capacidad de detectar una enfermedad celiaca, la forma más seria de intolerancia al gluten, esto es importante porque, irónicamente, la mayoría de las personas que creen estar en una dieta libre de gluten no lo están realmente, y un paciente celiaco no diagnosticado (y probablemente su familia, al ser una enfermedad genética) aun estaría en peligro."[64]

SINTOMAS DE ENFERMEDAD

Cuando presentamos síntomas de enfermedad y nos decidimos a visitar al médico, lo que él hace es darnos medicamentos para tratar esos síntomas, lo que no hace la mayoría de las veces, es buscar el

---

[64] http://nutritionfacts.org/video/gluten-free-diets-separating-the-wheat-from-the-chat/

origen del síntoma para así poder atacarlo y resolver el problema. Lo malo de este sistema es que el paciente, la mayoría de las veces, estará tomando medicamentos que, por sí solos, producen otra lista de síntomas, los cuales vienen a menudo anunciados como reacciones adversas, en el mismo empaque del medicamento. ¡Esa es la importancia de cambiar el estilo de vida y recuperar la salud! evitar tomar medicamentos innecesarios. De igual manera, al cambiar el estilo de vida y lograr un mejor funcionamiento del sistema inmune y un balance sano de bacterias benéficas en el organismo, se evitará caer presa de enfermedades infecciosas.

Un ejemplo que a mí me gusta mucho utilizar para exponer el punto anterior, es el siguiente:

El magnesio es un mineral indispensable para la nutrición humana y cumple diversas funciones importantes en el cuerpo:

- Contracción y relajación muscular
- Funcionamiento de ciertas enzimas en el organismo
- Producción y transporte de energía
- Producción de proteína

Los síntomas debidos a una deficiencia de magnesio tienen tres categorías:
Síntomas iniciales:

- Anorexia
- Apatía
- Confusión
- Fatiga
- Insomnio
- Irritabilidad
- Fasciculaciones musculares
- Memoria deficiente
- Capacidad deficiente para el aprendizaje

Síntomas de deficiencia moderada:

- Cambios cardíacos (cardiovasculares)
- Latidos cardíacos rápidos

Síntomas de deficiencia severa:

- Contracción muscular continua
- Entumecimiento
- Ver o escuchar cosas que realmente no existen (alucinaciones)
- Hormigueo

Escoja ahora tres síntomas de esta lista anterior e imagínese que va con el doctor para consultar acerca de esos malestares, lo más probable es que su doctor le dé un medicamento para simplemente controlar esos síntomas, lo cual no atacará el problema de raíz que es una deficiencia de magnesio en la alimentación. Entonces la prescripción del medicamento ¿va a ayudar a solucionar su problema o sólo va a controlar los síntomas?

No quiero que parezca que estoy en contra de ir con el doctor, lo único que digo es que uno puede bien ocuparse de mantenerse sano, y uno puede visitar al doctor para *corroborar* esa salud. Cada año podemos programar una visita para que el doctor nos ordene análisis de sangre para ver el estado de nuestra nutrición, lo cual me parece una excelente práctica, en lugar de esperar a que algo nos duela o se sienta fuera de lugar. La prevención siempre es importante.

UNA VISTA A LA DIGESTION

¿Cómo está su digestión? Quizá no lo sepa, pero la mayoría de las personas sufren de mala digestión, y de hecho tienen muchos síntomas que les avisan lo que está pasando, el problema es que esa condición es tan crónica, que a menudo las personas sólo aprenden a vivir con los síntomas considerándolos normales. Pero, la realidad es que el problema no es sólo un poco de acidez después de comer, el verdadero problema es que la mala digestión trae consigo desnutrición por mala absorción de los nutrientes de los alimentos, acumulación de toxinas en el organismo, alergias alimentarias, etc.

Es muy importante saber que la función de nuestro sistema digestivo es digerir la comida, y proporcionar los medios por los cuales los nutrientes extraídos de esos alimentos serán absorbidos y aprovechados por el organismo. Existe un gran número de factores que pueden afectar el buen funcionamiento de nuestro sistema digestivo, entre los que se encuentran los hábitos dietéticos, el estrés, consumo de medicamentos, entre otros. Así que vamos a dar un vistazo a los síntomas que pueden presentarse a raíz de una mala digestión:

- Inflamación estomacal
- Sensación de estar muy lleno
- Flatulencia después de las comidas
- Agruras
- Diarrea
- Estreñimiento
- Reacciones sistémicas después de comer
- Uñas débiles o quebradizas
- Capilares dilatados en las mejillas y la nariz
- Acné u otras irritaciones de la piel
- Deficiencia de hierro
- Infecciones intestinales crónicas
- Exceso de eructos
- Fatiga
- Presencia de grasa en las heces
- Mal olor corporal
- Halitosis

Pero, ¿porqué la mayoría de las personas padecen de mala digestión? Existen muchos factores, como mencioné anteriormente, el estrés, los malos hábitos alimenticios y el consumo de medicamentos están entre ellos; sin embargo, voy a enfocarme en un aspecto crítico para la buena digestión: la buena ecología corporal. De hecho, es tan importante tener un balance de bacterias benéficas en el organismo que, al no tenerlas, éste se verá fácilmente plagado con parásitos y levaduras que promueven la enfermedad. Dicho esto, se llega a la conclusión de que el balance de bacterias buenas y malas determina la salud del organismo y la sensación de bienestar, energía y juventud que uno proyecte. Hasta hace poco no se sabía con certeza qué tipo de bacterias crecían en nuestros intestinos, pero con el avance de la ciencia se ha logrado encontrar nuestra composición de bacterias buenas y malas y de que depende que tengamos unas u otras; en lo que respecta a bacterias hay dos tipos de personas en el mundo, las que crecen principalmente *Bacteroides* y las que crecen principalmente *Prevotella,* y todo se resume en lo que esas personas comen, las personas que comen grasa animal, colesterol y proteína animal crecen principalmente *Bacteroides* y las que comen principalmente carbohidratos de plantas crecen *Prevotella,* y la razón por lo cual esto es importante es porque las especies de *Bacteroides* se asocian con un riesgo alto de cáncer de colon[65], la segunda causa de muerte de los occidentales, del cual no se escucha entre poblaciones que consumen en su mayoría plantas, como por ejemplo las del África rural[66].

Además las bacterias benéficas que pueblan nuestro organismo tienen funciones importantes entre las que están:

- Aumentar el valor nutricional de los alimentos
- Reforzar el sistema inmune

---

[65] G D Wu, J Chen, C Hoffmann, K Bittinger, Y Y Chen, S A Keilbaugh, M Bewtra, and more. Linking Long-Term Dietary Patterns with Gut Microbial Enterotypes. Science. 2011 Oct 7; 334(6052): 105-108.

[66] J Ou, F Carbonero, E G Zoetendal, J P DeLany, M Wang, K Newton, H R Gaskins, S J O'Keefe. Diet, microbiota, and microbial metabolites in colon cancer risk in rural Africans and African Americans. The American Journal of Clinical Nutrition. 2013 Jul;98(1):111-20.

- Mejorar la salud cerebral
- Incrementar la energía
- Aliviar el estreñimiento y la diarrea
- Ayudar al balance hormonal
- Ayudar a eliminar la inflamación estomacal e intestinal
- Producir vitaminas
- Ayudar al mantenimiento del peso apropiado y a perder peso
- Ayudar a corregir las enfermedades inflamatorias del intestino.
- Contribuir a la salud urogenital.
- Ayudar a tener un embarazo sano.
- Ayudar en el tratamiento de la fatiga adrenal.

Como ya vimos mantener este balance de bacterias benéficas en nuestro sistema digestivo depende de lo que comemos, se ha vuelto cada vez más evidente que la dieta tiene un papel dominante sobre el tipo de bacterias que tenemos en nuestro colon, y que los cambios en la dieta promueven el cambio de flora intestinal en cuestión de días a semanas,[67]por esta razón por supuesto que es importante eliminar de la dieta los alimentos que promueven el crecimiento de bacterias malas, como los alimentos de origen animal. Investigadores prepararon dos dietas para llevar a cabo un estudio, una de ellas era una dieta basada en plantas rica en granos, leguminosas, frutas y vegetales, y la otra una dieta basada en alimentos de origen animal que contenía carnes, huevos y quesos, ninguna de las dos dietas contenían azúcar añadida, sólo se quería probar plantas contra productos de origen animal, y en sólo un día, la dieta basada en productos de origen animal provocó un cambio significativo en la composición de enterobacterias de los participantes[68].

---

[67] D M Saulnier, S Kolida, G R Gibson. Microbiology of the human intestinal tract and approaches for its dietary modulation. Current Pharmaceutical Design. 2009;15(13):1403-14.

[68] G D Wu, J Chen, C Hoffmann, K Bittinger, Y Y Chen, S A Keilbaugh, M

Antes se creía que la función principal del intestino grueso era solamente absorber agua, y eliminar los deshechos, pero ahora es claro que existe un complejo ecosistema microbiano en nuestros intestinos, el cual depende totalmente de Carbohidratos accesibles para la Microbiota (MAC en inglés) o fibra, porque de la fibra nuestras bacterias producen ácidos grasos de cadena corta, los cuales son una fuente importante de energía para las células que recubren nuestro colon, y que además nos protegen porque suprimen la inflamación y el cáncer. *El principal problema de no consumir suficientes frutas, vegetales, granos enteros es que al no alimentar a esas bacterias que nos protegen, estas desaparecen, lo cual provoca un desbalance en donde las bacterias malas predominan, y aumentan nuestra susceptibilidad a enfermedades inflamatorias, cáncer de colon, síndrome metabólico, diabetes tipo 2 o enfermedad cardiovascular*[69].

Por lo tanto se recomienda lo siguiente:.

1. Consumir alimentos enteros, de origen vegetal y orgánicos siempre que se pueda, esto es lo principal y lo más importante, y hasta lo único necesario.
2. Alimentos y bebidas fermentadas como los vegetales fermentados (los cuales se pueden preparar fácilmente en casa, como veremos en la sección de recetas) y el kéfir de agua de coco o te kombucha. Los fermentados que venden en el supermercado vienen pasteurizados, por lo tanto, no contienen microorganismos vivos.
3. Mantener una excelente hidratación corporal.
4. Reducir o eliminar el azúcar añadida de la dieta.

Bewtra, and more. Linking Long-Term Dietary Patterns with Gut Microbial Enterotypes. Science. 2011 Oct 7; 334(6052): 105–108.

[69] E D Sonnenburg, J L Sonnenburg. Starving our microbial self: the deleterious consequences of a diet deficient in microbiota-accessible carbohydrates. Cell Metabolism. 2014 Nov 4;20(5):779-86.

5. Disminuir la cantidad de grasa en la dieta.
6. Tomar alimentos prebióticos entre los que se encuentran las alcachofas de Jerusalén (por su contenido de inulina), el repollo, los plátanos, los granos enteros (por los fructo-oligosacáridos), entre otros.
7. Se pueden tomar suplementos de probióticos, de los que uno encuentra en las farmacias o supermercados, pero es importante tomar en cuenta que esos microorganismos estén activos y que sean resistentes a los ácidos estomacales y a las sales biliares del intestino. Existen capsulas con protección para que los microorganismos pasen estas dos barreras, pero como vimos antes, el punto número 1de esta lista es el más importante.
8. Personalmente no recomiendo que se busque repoblar las bacterias benéficas con el yogurt o leche agria que se encuentran en el supermercado ya que están pasteurizados, además de que contienen otros ingredientes que no son buenos para la salud como azúcar, endulzantes artificiales, esto sin tomar en cuenta que es un alimento no vegano y por lo tanto no está libre de crueldad animal.

De nuevo, es extremadamente importante lograr un balance óptimo de bacterias benéficas en el organismo, ya que de ellas depende nuestra buena salud. Desgraciadamente, hoy en día la medicina no opta por la prevención, si no por el tratamiento. En lugar de educar a las personas acerca de buenas prácticas alimentarias y sobre la importancia del balance bacteriano en el organismo para evitar la enfermedad, se sigue promoviendo la idea de que lo normal es enfermarse y la cura la proporciona la medicina, en el caso de las infecciones, la cura son los antibióticos. Lo malo de este enfoque es que los antibióticos, que literalmente significan contra la vida, no diferencian las bacterias buenas de las malas, por lo tanto, el problema cada vez se hace más grande. Además, están las personas que se auto medican cada vez que estornudan, por lo tanto, cada vez hay peores bacterias, especialmente en los hospitales, resistentes a casi todos los antibióticos.

De hecho, hasta los medios de comunicación nos bombardean con propaganda de aerosoles para esterilizar el ambiente de la casa, jabones antibacteriales, vacunas, desinfectantes, etc. Todo eso viene a raíz de las teorías de Louis Pasteur. El decía que en el ambiente había bacterias y parásitos malos que nos atacarían si no hacíamos algo por evitarlo. Sin embargo, un contemporáneo, llamado Antoine Beauchamp, tenía ideas diferentes, y él estaba completamente en contra de las ideas de Pasteur. Su teoría era que el *terreno biológico* del organismo es la causa de la enfermedad, no el germen. El decía que los gérmenes y parásitos solo sobrevivían en condiciones ácidas y desfavorables, y que por lo tanto, la mera exposición al germen no era suficiente para enfermarse. Lo resumió de una manera excelente diciendo: *"La causa principal de la enfermedad está en nosotros, siempre en nosotros".* Así que ¡hay que ocuparnos de nuestra buena alimentación basada en plantas!

CAPITULO 7

NUTRICION PARA LA SALUD

Entre todos los factores que contribuyen para lograr una salud excelente, la nutrición es la más importante. Cuide su nutrición, y ella le ayudará a mejorar su digestión, le ayudará a balancear sus hormonas, lo cual le ayudará a dormir bien, entre otras cosas. Construya un círculo de salud positivo, no un círculo vicioso de enfermedad.

Al exponer que lo ideal es llevar una alimentación vegana o basada en plantas y con una mayoría de alimentos crudos, es esencial saber que podemos tener una excelente nutrición. ¿Es acaso cierto que podemos obtener los nutrientes suficientes para tener una buena nutrición a partir de las plantas? La respuesta es sí, pero depende mucho del aspecto integral de la alimentación, debemos basar nuestra alimentación vegana en plantas, y no en alimentos procesados "veganos" que consideramos sanos sólo por el hecho de que no contienen derivados de origen animal, como vimos antes, aun los alimentos procesados veganos pueden contener un exceso de sodio o grasa; de vez en cuando está bien consumirlos, pero tomemos en cuenta que lo que importa es lo que hacemos en una base consistente. *Es por eso que estoy recomendando una alimentación con alto contenido de frutas y vegetales, en su estado más puro, almidones, granos enteros, algunas nueces y semillas, eliminando comidas chatarra y evitando al máximo posible los alimentos procesados.*

Cuando cambié mi alimentación las personas cercanas a mi estaban muy preocupadas por mi salud, me decían que me iba a faltar la proteína y el calcio de la leche, y los que habían leído o escuchado un poco más acerca del tema me decían que iba a ser propensa a una deficiencia de vitamina B12, que sin fuentes animales de alimentación no iba a poder obtener los 8 aminoácidos esenciales, etc. Es normal el que las personas le cuestionen todo eso, porque finalmente en la sociedad está muy engranado el pensamiento de que los alimentos de origen animal son esenciales para tener una buena nutrición, así que hay que estar preparado para argumentar, pacíficamente por supuesto.

Porque aun cuando una dieta típica con consumo de carnes y lácteos puede parecer "completa", puede estar tan desbalanceada que hay gran cantidad de personas desnutridas bajo ese régimen, estudios han determinado que los *omnívoros tienen deficiencias de siete nutrientes: calcio, yodo, fibra, folato, magnesio, vitamina C y vitamina E, y bajo los mismos criterios, los veganos mostraron deficiencias en: calcio, yodo y vitamina B12*[70], vamos a considerar esto para mejorar nuestra alimentación vegana.

Es por eso que cuando alguien me pregunta, ¿entonces tú crees que debo dejar de comer productos de origen animal para estar sano? Mi respuesta es sí, es lo ideal, está demostrado que una dieta basada en plantas es la mejor para disminuir el riesgo de las principales enfermedades que nos aquejan, además de evitar el factor de crueldad animal en la alimentación, pero si dejar los productos animales no es una opción, su inclusión debe ser mínima siempre y cuando el resto de la alimentación consista en los alimentos vegetales de más alta

---

[70] http://nutritionfacts.org/video/omnivore-vs-vegan-nutrient-deficiencies-2/

calidad ¿me explico? Si la alimentación está basada en un 80 a 90% de frutas y vegetales diarios, con un mínimo de alimentos procesados y 0 refrescos y jugos procesados endulzados con azúcar, y eso es complementado con algún producto de origen animal una o dos veces por semana, eso puede mejorar mucho la salud, además de ayudar a lograr un peso saludable. Lo mejor que puedo hacer es informarles, como hemos visto en capítulos anteriores, del riesgo a la salud que representa incluir alimentos de origen animal en la alimentación en las cantidades en las que se hace actualmente. Hay algo llamado "Zonas azules" en el mundo, son poblaciones que han sido estudiadas por su salud y longevidad, y lo que todas tienen en común, además de apoyo social y ejercicio diario, es que nutricionalmente todas se centran en dietas basadas en plantas, reservando los productos animales para ocasiones especiales; la población con lo que se considera la mayor expectativa de vida del mundo, los vegetarianos Adventistas de California, no consumen nada de carne, de ningún tipo.[71]

Ahora, quiero presentarle los principales nutrientes que pueden parecer deficientes en una alimentación vegana y cuáles son las fuentes alimentarias de donde uno los puede obtener, y los nutrientes que sí son deficientes en este tipo de alimentación y cuáles son los factores que nos ayudan a mejorar su absorción.

PROTEINA

La proteína es el principal nutriente en el que la gente piensa cuando se enteran del cambio de hábitos alimenticios, de una persona, hacia una dieta vegana, pero si por curiosidad se les pregunta ¿cuál es la cantidad de proteína recomendada para una persona según su peso y actividad física? pocas personas podrán responder. Pareciera que todos tienen tanto miedo a una deficiencia de proteína en la dieta que

---

[71] C Chrysohoou, C Sefanadis. Longevity and diet. Myth or pragmatism? Maturitas. 2013 Dec;76(4):303-7.

cuando escuchan que alguien es vegano, lo único que hacen es preguntar ¿cómo sobrevive sin comer carne? El requerimiento diario de proteína, *en promedio* es de 42 gramos diarios, las personas que comen carne obtienen mucho más que eso, lo cual no es bueno, y los vegetarianos y veganos obtienen alrededor de 70% mas proteína de la que requieren diariamente, por lo tanto la deficiencia de proteína no es un problema en una dieta estrictamente vegana. "Es más probable que las personas sufran de exceso de proteína, más que de deficiencia, y los efectos adversos asociados con el consumo a largo plazo de las dietas altas en proteína incluyen trastornos del hueso y del balance de calcio, trastornos de la función renal, aumento en el riesgo de padecer cáncer, trastornos del hígado y empeoramiento de la enfermedad coronaria"[72].

La razón de la genuina preocupación de las personas sobre la deficiencia de proteína en una dieta vegana, es que la gente asocia a las proteínas con las carnes y otros productos animales, pero la proteína está en la mayoría de los vegetales, granos, nueces, semillas y frutas. Existe una fórmula para saber la cantidad recomendada de proteína para una persona según su peso corporal *ideal*, esto es muy importante porque uno puede tener sobrepeso y eso no significa que se debe comer más proteína; dicho esto la fórmula se basa en calcular el peso ideal a partir de la altura y de ahí calcular la cantidad de proteína diaria necesaria, por ejemplo:

Una mujer de 1.56 metros (como yo) debería pesar unos 50 kilos y consumir por lo tanto unos 22.5 a 40 gramos de proteína al día, la mayor cantidad si se ejercita. La razón es de 0.45 a 0.8 gramos por kilogramo de peso corporal *ideal* por día.

---

[72] Delimaris. Adverse Effects Associated with Protein Intake above the Recommended Dietary Allowance for Adults. ISRN Nutrition. 2013 Jul 18;2013:126929.

En la siguiente tabla mencionaré algunos alimentos que uno puede consumir regularmente y la cantidad de proteína que contienen, para que usted se dé cuenta que una alimentación vegana no es deficiente de proteína.

Cantidad	Peso	Gramos de proteína
1 manzana mediana	130 g	0.3 g
1 aguacate grande	216 g	4.5 g
1 plátano mediano	150 g	1.6 g
1 toronja mediana	260 g	1.3 g
Uvas negras, 1 taza	153 g	2.0 g

Tabla 7.1

Cantidad 1 taza	Peso	Gramos de proteína
Almendras	140 g	26 g
Nueces de la India	100 g	15 g
Pistaches	100 g	19 g
Cacahuates	240 g	56 g
Pepitas de calabaza	230 g	67 g
Ajonjolí	230 g	42 g
Semillas de girasol	100 g	24 g

Tabla 7.2

Cantidad	Peso	Gramos de proteína
Repollo 1 taza	105 g	1.4 g
Zanahoria 1 grande	100 g	1.1 g
Coliflor 1 taza	100 g	2.7 g
Garbanzos, ½ taza secos	100 g	20.5 g
Lechuga escarola 1 taza	228 g	3.9 g

Lechuga romana	100 g	1.3 g
Papa	100 g	3.2 g

Tabla 7.3

Como puede ver al comer una variedad de frutas, vegetales, nueces, semillas se puede tener toda la proteína que se necesita, inclusive se puede obtener de más si uno consume una dieta muy cargada de leguminosas o de nueces y semillas, el caso de estas últimas no se recomienda por su alto contenido graso. Se sostiene que una dieta alta en proteína es beneficiosa cuando uno se está ejercitando, esto viene del concepto de que las proteínas ayudan al músculo a desarrollar fuerza, sin embargo, estudios médicos han demostrado que la proteína extra no ayuda mucho para aumentar la fuerza muscular y que de hecho, si las proteínas constituyen más del 30% del consumo de calorías diario, puede poner otros sistemas del cuerpo bajo estrés, lo cual es muy dañino para la salud, como vimos anteriormente; los riñones sufren estrés cuando uno consume 2 gramos de exceso de proteína por kilogramo de peso corporal, además, puede ocurrir una deficiencia de vitamina B6 y pérdida de calcio cuando uno está en una dieta alta en proteína.

Si aún después de saber todo esto le preocupa estar deficiente de proteínas en una dieta vegana, sobre todo si se ejercita, existen en el mercado muchos suplementos de proteína los cuales puede probar e incorporar en su alimentación, claro siempre buscando las mejores fuentes. Existen diversos suplementos de proteína vegetal como son la proteína de leguminosas, proteína de arroz, de cáñamo (hemp) y proteína de soya. Siempre es importante buscar los productos que utilicen endulzantes naturales como la stevia o azúcar de coco, todos de preferencia orgánicos. Todos estos suplementos se pueden comprar por Internet; pueden ser más caros, pero siempre es mejor pagar un poco más que comprar suplementos alimenticios que usen ingredientes baratos. Encontrará como beneficio adicional, que estos productos son más fáciles de digerir y asimilar que la carne.

AMINOACIDOS

Los aminoácidos son los bloques de los que están formadas las proteínas, hay 20 aminoácidos encontrados en las proteínas de plantas y animales, nueve son llamados “esenciales” debido a que el cuerpo humano no los sintetiza, por lo que deben ser adquiridos por la dieta, y son los siguientes:

- Histidina
- Isoleucina
- Leucina
- Lisina
- Metionina
- Fenilalanina
- Treonina
- Triptófano
- Valina

**Hubo mucha especulación acerca de si la histidina podía ser sintetizada por el cuerpo y después de una serie de estudios científicos, la Organización Mundial de la Salud decidió en 1975 que la histidina fuera considerado también un aminoácido esencial, lo que nos da un total de 9 aminoácidos esenciales.*

En una dieta estrictamente vegana los alimentos que aportan la mayor cantidad de proteína son las leguminosas (frijoles, lentejas, garbanzos), los granos (trigo, avena, arroz, cebada, mijo), nueces (avellanas, almendras, nueces de la India, pecanas) y semillas (girasol, pepita de calabaza, ajonjolí, chía, linaza). Además de estos la mayoría de las frutas, los vegetales de hoja verde, los germinados, todos son buenas fuentes de proteína. Lo importante aquí es asegurar un consumo variado de alimentos para obtener así, de toda esa variedad, todos los aminoácidos esenciales.

Fuentes vegetarianas de los nueve aminoácidos esenciales:

Histidina

Muchas fuentes mencionan que este aminoácido es producido por los adultos, pero no por los niños y por lo tanto es necesaria una fuente alimentaria confiable. Tiene una acción quelante, es decir, se combina con los metales, y también transporta otros nutrientes. Es necesario para producir células sanguíneas rojas y blancas. Las fuentes de histidina en la dieta vegana son:

- Granos como el arroz, trigo y centeno.
- Nueces y semillas.
- Manzana, papaya, piña.
- Vegetales excepto apio, lechuga y rábanos.

Isoleucina

Este aminoácido ayuda en la fabricación de componentes bioquímicos que producen energía También es necesario para la producción de hemoglobina y ayuda a regular los niveles de azúcar en sangre.

- Manzana, chabacanos (frescos y secos), dátiles, higos (frescos y secos), duraznos, peras, persimonios, fresas
- Frijoles, especialmente las lentejas
- Nueces (especialmente almendras y nueces de la India)
- Centeno
- Todas las semillas
- Tomates
- Vegetales excepto apio, lechuga y rábanos

Leucina

Es necesaria para el crecimiento. Estimula la síntesis de proteína en los músculos y ayuda a cicatrizar heridas en los huesos y la piel.

- Manzanas, chabacanos (frescos y secos), dátiles, higos (frescos y secos), fresas, duraznos, peras
- Todas las nueces
- Tomates
- Vegetales excepto, apio, lechuga y rábanos
- Todos los granos enteros

Lisina

Este aminoácido soporta la absorción del calcio a partir del tracto intestinal y ayuda en la producción de anticuerpos, enzimas, hormonas, colágeno y huesos. También inhibe la replicación de úlceras causadas por el virus del herpes.

- Manzanas, chabacanos (frescos y secos), plátanos, melón, dátiles, higos (frescos y secos), toronja, naranja, papaya, durazno, pera, persimonios, piña, fresa
- Aguacate
- Todas las nueces
- Todas las semillas
- Tomates
- Todos los vegetales
- Granos enteros (especialmente quínoa y amaranto)

Metionina

Es un antioxidante que ayuda a la digestión, protege contra la radiación, minimiza el almacenamiento de grasa en el hígado y reduce las reacciones histamínicas.

- Manzanas, chabacanos (frescos y secos), plátano, melón, dátiles, higos (frescos y secos), naranja, papaya, durazno, pera, persimonios, piña, fresas
- Aguacate
- Arroz integral
- Ajo
- Lentejas
- Nueces, especialmente las de Brasil
- Ajonjolí
- Semillas de girasol
- Tomates
- Vegetales, especialmente colecitas de Bruselas, repollo, coliflor, cebollas y berros
- Granos enteros, especialmente el maíz

Fenilalanina

Ayuda en la formación de neurotransmisores, incluyendo norepinefrina. Puede aliviar el dolor y la depresión.

- Manzanas, chabacanos (frescos y secos), plátanos, higos (frescos y secos), duraznos, peras, persimonios, piña, fresas
- Aguacate
- Frijoles (especialmente garbanzo, lentejas, lima y soya)
- Nueces, especialmente almendras
- Perejil
- Todas las semillas
- Tomates
- Vegetales (todos excepto lechuga y rábanos)
- Todos los granos enteros

Treonina

Mantiene la salud del esmalte dental, elastina y colágeno. Minimiza la grasa en el hígado y estimula el sistema inmune.

- Manzanas, chabacanos (frescos y secos), dátiles, higos (frescos y secos), durazno, pera, persimonios, fresas
- Todos los frijoles
- Todas las nueces
- Todas las semillas
- Tomates
- Vegetales, excepto apio y lechuga
- Todos los granos enteros

Triptófano

Es necesario para la producción de niacina (vitamina B3). Actúa como precursor del neurotransmisor serotonina, por lo tanto alienta el sueño sano y el buen humor.

- Plátano, dátiles, higos (frescos y secos), toronja, naranja, papaya, durazno, pera, persimonios, piña, fresas
- Aguacate
- Frijoles, especialmente adzuki, mungo y soya
- Cebollines
- Nueces, especialmente las de la India
- Semillas, especialmente de calabaza y girasol
- Hojas de alfalfa
- Tomates
- Vegetales, especialmente los camotes
- Todos los granos enteros

Valina

Es estimulante, ayuda a construir músculo y a reparar tejidos.

- Manzanas, chabacanos (frescos y secos), higos (frescos y secos), durazno, pera, persimonios, fresas
- Frijoles
- Champiñones
- Todas las nueces
- Todas las semillas
- Tomates
- Vegetales excepto apio y lechuga
- Todos los granos enteros

VITAMINA B12

La vitamina B12 es otro de los nutrientes que pueden estar deficientes en una alimentación vegana, y el cual es indispensable para la formación de glóbulos rojos y para la regeneración de tejidos, también es necesaria para el funcionamiento apropiado de ciertas enzimas que juegan un papel principal en el metabolismo de los aminoácidos y de los ácidos grasos.

La presencia del "factor intrínseco", una proteína de la mucosa gástrica, es esencial para la absorción de vitamina B12 que procede de los alimentos, *por lo tanto, que nuestro cuerpo tenga suficiente B12 depende tanto del consumo como de la absorción del nutriente,* es decir, aunque una persona consuma carnes y derivados animales puede no absorber la vitamina por falta del factor intrínseco.

En el estómago se forma un complejo vitamina B 12-factor intrínseco, que pasa al intestino, allí se une a los receptores de la mucosa del íleon para que la vitamina B 12 se pueda absorber y de esa manera pasar a la circulación. Posteriormente, es metabolizada en el hígado, órgano que actúa como un depósito corporal y finalmente se elimina por vía biliar. Las cantidades superiores a las necesidades diarias se excretan en la orina.

En la naturaleza, la única fuente original se encuentra en los microorganismos que crecen en el suelo, las aguas y en el lumen intestinal, los cuales sintetizan la vitamina. Los vegetales están libres de vitamina B12 a menos que estén contaminados con estos microorganismos. En el ser humano, la vitamina B 12 sintetizada en el colon (última porción del intestino grueso) no está disponible para su absorción,[73] por lo que el requerimiento nutricional diario en un vegano puede tomarse de alimentos reforzados con B12 o puede ser suplementado.

La manera más fácil y barata de suplementar la vitamina es tomar al menos 2,500 mcg de cianocobalamina una vez por semana, idealmente como tableta masticable, sublingual o suplemento líquido, con esta vitamina no hay problema de sobredosis, puesto que se elimina por vía urinaria; también se pueden tomar diariamente, al menos 250 mcg, o se puede depender sólo de alimentos fortificados, en este caso serian necesarias tres porciones al día que contengan al menos 25% del valor diario recomendado en su etiqueta. Cualquiera sea la manera, estas recomendaciones son para cualquier persona que quiera obtener una fuente de vitamina B12 libre de colesterol.[74]

Su deficiencia puede provocar un daño severo e irreversible a los nervios ya que esta vitamina ayuda a mantener el aislamiento graso protector que los rodea, también puede causar fatiga, degeneración nerviosa, depresión, pérdida de la memoria y en casos severos la muerte. Aquí lo importante es que se considera que esta vitamina solo está presente en los productos animales, aun así, muchas

---

[73] Watanabe F. Vitamin B12 sources and bioavailability. Experimental Biology and Medicine (Maywood). 2007 Nov;232(10):1266-74.

[74] Heyssel RM, Bozian RC, Darby WJ, Bell MC. Vitamin B12 turnover in man. The assimilation of vitamin B12 from natural foodstuff by man and estimates of minimal daily dietary requirements. The American Journal of Clinical Nutrition. 1966 Mar;18(3):176-84.

personas que los consumen pueden tener deficiencia de esta vitamina y por lo tanto necesita ser suplementada.

Entre las personas que consumen productos animales y que aun así son susceptibles de padecer una deficiencia de vitamina B12 están las que usan laxantes de manera indiscriminada, las personas que toman medicamentos que disminuyen la acidez estomacal y las personas que por algún defecto genético no producen el factor intrínseco.

Generalmente no se considera evaluar los niveles en sangre de la vitamina, excepto en algunos casos especiales como *cualquier persona con síntomas inexplicables neurológicos, psiquiátricos o del desarrollo, especialmente en infantes, niños y veganos y cualquier persona por arriba de 50 años, y como precaución en pacientes veganas embarazadas y lactantes.* La mayoría de los profesionales de la salud evalúan los niveles de la vitamina en el suero sanguíneo, sin embargo, el nivel de ácido metilmalonico (MMA) es superior, y puede hacerse en sangre o en orina[75]. La razón por la cual medir los niveles de MMA es mejor, es porque se realizó un estudio con alrededor de 50 veganos con una alimentación principalmente cruda, que iniciaban en ese estilo de vida, y se observó que dentro de unos pocos años, la mitad de ellos tenía una deficiencia funcional de la vitamina B12, determinada con el nivel de MMA, a pesar de tener los niveles de la vitamina B12 en sangre normales[76].

Para absorber apropiadamente esta vitamina necesitamos tener un páncreas sano y buenas secreciones gástricas. Una vez absorbida la

---

[75] Valente E, Scott JM, Ueland PM, Cunningham C, Casey M, Molloy AM. Diagnostic accuracy of holotranscobalamin, methylmalonic acid, serum cobalamin, and other indicators of tissue vitamin B_{12} status in the elderly. Clinical Chemistry. 2011 Jun;57(6):856-63.

[76] Donaldson MS. Metabolic vitamin B12 status on a mostly raw vegan diet with follow-up using tablets, nutritional yeast, or probiotic supplements. Annals of Nutrition and Metabolism. 2000;44(5-6):229-34.

vitamina no se almacena en la sangre sino en el hígado y otros órganos.

En la literatura vegana disponible, se considera que algunos productos fermentados de soya, tales como el tempe, son una buena fuente de esta vitamina, así como el alga espirulina. Sin embargo, estas declaraciones son dudosas, ya que dichos productos no son fuentes fiables de vitamina B12[77]. La confusión se debe a que el método común de analizar el contenido de vitamina B12 no distingue entre las formas de la vitamina activas en el ser humano, y las que son activas en las bacterias pero no en el humano. Estas últimas formas se llaman formas análogas, mientras que las formas activas en el humano se llaman cobalaminas. Como vimos anteriormente, se pueden incluir en la alimentación alimentos reforzados con la vitamina, aunque este es un problema en el caso de aquellos veganos que llevan una alimentación basada exclusivamente en alimentos crudos, pues ellos no incluirán procesados reforzados con B12. Lo más seguro en ese caso es el uso de suplementos alimenticios.

Algunas fuentes mencionadas en la literatura son las siguientes: alfalfa, zacate de trigo, plátanos, uvas y pasas, zacate de cebada, germinados, polen de abeja, espirulina, ginseng, algas marinas, miso (no pasteurizado), ciruelas y ciruelas pasa, y levadura nutritiva, de todas estas, *la única fuente confiable es la levadura nutritiva porque viene reforzada con la vitamina.*

Debido a que las consecuencias de una deficiencia de esta vitamina son muy severas e irreversibles, lo más seguro, si usted basa su alimentación exclusivamente en plantas, es que tendrá que tomar un suplemento, sin embargo, como mencioné anteriormente, no sólo los veganos estrictos están en riesgo de padecer una deficiencia de vitamina B12, por lo tanto es muy importante platicar con su doctor

---

[77] Herbert V. Vitamin B-12: plant sources, requirements, and assay. The American Journal of Clinical Nutrition. 1988 Sep;48(3 Suppl):852-8.

para considerar analizar los niveles de MMA cuando vaya a verificar su estado de salud.

MINERALES

Al hablar de nutrición, se pone gran énfasis en los macronutrientes, es decir, tener una ingesta adecuada de proteínas, carbohidratos y grasas, mientras que se habla poco de los micronutrientes como las vitaminas y los minerales. Los minerales son elementos químicos imprescindibles para la buena nutrición porque actúan en gran mayoría de las funciones celulares. Aunque el llevar una alimentación muy variada como la descrita en este libro, nos da la idea de tener una variedad de vitaminas, minerales, antioxidantes, etcétera, la realidad es que la desmineralización de los suelos ha traído consigo la desmineralización de la alimentación. Las intensas prácticas de cultivo han dejado los suelos carentes de minerales, lo cual produce alimentos deficientes en minerales también, tanto para la gente como para el ganado. La mayoría de los cultivos convencionales se enfocan en mantener un balance de nitrógeno, potasio y fósforo para el crecimiento rápido y abundante de los cultivos. Por otro lado, los cultivos orgánicos emplean técnicas que promueven la salud del ecosistema de los suelos mejorando la disponibilidad de minerales en sus productos, algunos utilizan agua de mar para mineralizar los suelos, polvo de roca, o algas marinas. Es por esa razón, que siempre es mejor escoger productos orgánicos, y mejor aún, locales. Estos, además de ser mas nutritivos, fueron crecidos sin el uso de químicos que dañan el ambiente, la salud de las personas que los trabajan, la salud de los suelos, la contaminación del agua por el exceso de nitrógeno y la salud de las personas que los consumen.

Hay 26 minerales esenciales para el ser humano, su carencia o exceso puede causar desequilibrios orgánicos que llevan a la enfermedad, por lo tanto estos minerales deben provenir de la alimentación para desempeñar las funciones específicas para los que están destinados, como el regular los impulsos nerviosos y el metabolismo, mantener el buen funcionamiento de las células, elaborar tejidos, sintetizar hormonas, manejar reacciones químicas enzimáticas e intervenir en todos los procesos químicos y eléctricos del organismo. Existen en los alimentos, minerales que son formadores de ácido y otros que son formadores de álcali, por lo tanto, se debe obtener un balance de estos para poder tener una buena salud. Calcio, magnesio, silicio, hierro, son minerales alcalinizantes, mientras que el fósforo, yodo, cloro y nitrógeno, promueven la acidez. La alimentación actual consistente en carnes, granos refinados, azúcar refinada, y vegetales como las papas y zanahorias, tiende a crear acidez en el organismo, el problema es que junto con estos alimentos no se consumen los vegetales de hoja verde, y otros vegetales que promueven la alcalinidad, los cuales ayudarían a balancear la acidez de los primeros. En general, los alimentos acidificantes son, las carnes, granos refinados, algunas frutas dulces, algunas nueces y leguminosas, y las raíces, mientras que los formadores de álcali son las hojas verdes, hierbas, los zacates como el de cebada y de trigo y la mayoría de los vegetales y frutas no dulces como los pepinos, okra y pimientos morrones.

Volviendo al punto inicial, la concentración de minerales en los alimentos depende mucho de los métodos de cultivo.

Otro efecto de los minerales en el organismo es que producen un aspecto externo de belleza y salud. Y ya sea que optemos por llevar una alimentación muy balanceada, o utilizar suplementos minerales y superalimentos, siempre hay que buscar estar bien mineralizados. Mientras que un buen balance de todos los minerales necesarios para el organismo es lo ideal, existen 5 minerales que pueden, con mayor probabilidad estar deficientes de la alimentación actual debido al pobre consumo de los alimentos que los contienen, entre ellos están, el magnesio, silicio, azufre, zinc y hierro.

CALCIO

¿Recuerda los tres nutrientes deficientes en la alimentación vegana? El calcio es uno de ellos, y a menudo se asocia su deficiencia al bajo consumo de lácteos, pero ¿qué pasa con una alimentación vegana, la cual no contiene lácteos? En un estudio compararon la densidad ósea de monjas budistas veganas por hasta 72 años, comparadas con mujeres omnívoras de la misma edad, estatura y peso corporal, las cuales consumían alrededor del doble de calcio al día, y encontraron, que a pesar de la enorme diferencia en el consumo de calcio, los dos grupos de mujeres tenían la misma densidad ósea[78]. Y es que la respuesta está no sólo en la cantidad de consumo sino en la absorción del calcio, se ha observado que en dietas con un elevado consumo de proteína, el calcio es usado para neutralizar la acidez producida por el exceso de proteína[79], por otro lado, otro estudio encontró que la mayor densidad ósea se encuentra en personas que consumen una dieta alta en fitatos, y que aquellas personas que consumen la mayor cantidad de fitatos tienen menor riesgo de fractura en general y específicamente menor riesgo de fractura de cadera[80].

Por lo tanto, esto nos dice que, en efecto, sí absorbemos buena cantidad de calcio de alimentos como los frijoles (especialmente los negros, el garbanzo, las lentejas, los frijoles pintos, los de soya y los frijoles blancos) y los granos enteros. Otras fuentes veganas de calcio son el brócoli, el algarrobo, los higos, todos los vegetales de hoja verde especialmente las hojas de betabel, las hojas de nabo, la col

---

[78] L. T. Ho-Pham, P. L. T. Nguyen, T. T. T. Le, T. A. T. Doan, N. T. Tran, T. A. Le, and T. V. Nguyen. Veganism, bone mineral density, and body composition: A study in buddhist nuns. Osteoporosis International, 20(12):2087{2093, 2009.

[79] J. Calvez, N. Poupin, C. Chesneau, C. Lassale, D. Tomé. Protein intake, calcium balance and health consequences. European Journal of Clinical Nutrition 2012 66(3):281 - 295.

[80] A. A. López-González, F. Grases, N. Monroy, B. Marí, M. T. Vicente-Herrero, F. Tur, J. Perelló. Protective effect of myo-inositol hexaphosphate (phytate) on bone mass loss in postmenopausal women. European Journal of Nutrition 2013 52(2):717 - 726.

rizada y las hojas de mostaza, el miso, la avena, todas las algas marinas, las semillas de ajonjolí y las semillas de girasol.

Acerca de la leche, a pesar de que esta contiene calcio también contiene una alta cantidad de proteína, la cual es formadora de ácido en el cuerpo, por esta razón, al ser consumida el cuerpo tiene que neutralizar ese ácido, antes se pensaba que el cuerpo lo hacía liberando calcio de los huesos[81], pero estudios recientes han demostrado que esto no es lo que pasa, en cambio han formulado la teoría de que el calcio usado para neutralizar el ácido producido por una dieta alta en proteína viene a partir de los músculos, y que esa es la razón por la cual se pierde masa muscular al envejecer, un estudio de tres años demostró que personas arriba de 65 años con dietas mas alcalinas eran más capaces de mantener y preservar su masa muscular[82]; además en los países en donde se consume la mayor cantidad de leche y otros productos lácteos, la incidencia de osteoporosis es mucho mayor que en países donde no se consume leche, un estudio en el que se siguieron 100,000 hombres y mujeres por 20 años encontró que las mujeres que consumían leche de vaca tenían más enfermedad cardiaca, mayor tasa de mortalidad y mas cáncer por cada vaso de leche, tres vasos al día estaba asociado al doble de mortalidad y todas presentaban mayor riesgo de fractura de huesos y de cadera[83].

Además, con el fin de absorber el calcio el cuerpo necesita cantidades similares de otro mineral, el magnesio. La leche y los productos lácteos contienen solo pequeñas cantidades de magnesio, el cual es el mineral encontrado en el centro del átomo de la clorofila. Es por eso

---

[81] J. E. Kerstetter. Dietary protein and bone: A new approach to an old question. The American Journal of Clinical Nutrition 2009 90(6):1451 - 1452.

[82] B. Dawson-Hughes, S. S. Harris, L. Ceglia. Alkaline diets favor lean tissue mass in older adults. The American Journal of Clinical Nutrition 2008 87(3):662 - 665.

[83] K Michaelsson, A Wolk, S Langenskiold, S Basu, Warensjo Lemming, H Melhus, L Byberg. Milk intake and risk of mortality and fractures in women and men: cohort studies. BMJ. 2014 Oct 28;349:g6015.

que el calcio contenido en todos los vegetales de hoja verde es de gran utilidad para el organismo ya que viene acompañado de magnesio.

Aquí están algunos ejemplos de fuentes de calcio comparadas con 3.5 onzas de leche entera:

Leche 3.5 onzas	119 miligramos calcio/13 mg magnesio
Vegetales marinos*	213-1400 miligramos/271-1980 mg magnesio
Almendras (3.5 oz)	233 miligramos/258 mg magnesio
Frijoles negros (1 taza)	103 miligramos/91 mg magnesio
Col rizada (1 taza hervida)	94 miligramos/24 mg magnesio
Garbanzos (1 taza)	80 miligramos/78 mg magnesio
Brócoli (1 taza hervida)	94 miligramos/38 mg magnesio
Espinaca (1 taza hervida)	244 miligramos/158 mg magnesio

Tabla 7.4

* *El amplio rango se debe a que está tomando en cuenta los diferentes tipos de algas marinas comestibles.*

Otro factor importante a tomar en cuenta es la cantidad de sodio que uno consume, ya que al igual que las proteínas el sodio también disminuye las reservas de calcio en el cuerpo. Es por eso que uno debe limitar su consumo de sal, de hecho, el sodio que uno necesita se puede obtener de los alimentos sin necesidad de agregar sal extra. Es por eso que aconsejo, siempre que puedo, disminuir o eliminar por completo el consumo de comidas ya preparadas debido a que contienen demasiada sal, y disminuir el consumo de sal al día, lo cual se logra muy fácilmente si empezamos a implementar una alimentación en la que predominen alimentos llenos de sabor, por si solos, como las frutas.

HIERRO

El hierro es un mineral vital para el cuerpo humano, está contenido en la sangre y en los músculos en forma de hemoglobina y mioglobina, los cuales se encargan transportar el oxígeno a cada parte del cuerpo. Si el consumo de hierro es limitado entonces se limita la formación de hemoglobina y se predispone al organismo a padecer una anemia. Muchas personas tienen por lo menos una deficiencia parcial de hierro, la cual se manifiesta como fatiga, dolor de cabeza, respiración corta, irritabilidad y letargo. Al igual que la proteína y el calcio, la gente asocia también al hierro sólo con productos animales, sin embargo existen muchas fuentes veganas de hierro como son las siguientes:

- Almendras y otras nueces
- Semillas de ajonjolí
- Semillas de girasol
- Chabacanos
- Moras negras
- Cerezas
- Frutas de colores profundos
- Persimonios
- Frutas secas como las uvas pasas y las ciruelas pasa
- Frijoles
- Todos los vegetales de hoja verde
- Perejil
- Brocoli, col rizada, todas las coles
- Espárragos
- Todas las algas marinas
- Cebollas

- Zanahorias
- Alcachofas de Jerusalen
- Raíz de Bardana
- Mijo
- Miso
- Avena y otros cereales enteros

Pero más importante aún que la presencia de hierro en diversos alimentos, es saber que el hierro presente en las carnes y el hierro presente en los vegetales son diferentes y por lo tanto su absorción también lo es. El hierro hem se encuentra en las carnes y el hierro no-hem se encuentra en los vegetales. Mientras que el hierro contenido en las carnes se absorbe con mayor facilidad (alrededor del 20% del hierro contenido en las carnes se absorbe), el hierro contenido en los vegetales se absorbe en menor cantidad, y se ve afectado por ciertas sustancias en los alimentos que comemos, unas promueven una buena absorción del hierro y otras la inhiben. Entre las que promueven la absorción del hierro se encuentra la vitamina C. Cuando se consume un alimento rico en vitamina C con una comida, este puede aumentar la absorción del hierro presente en la comida hasta en un 20%, también se han reconocido al ajo y a la cebolla como alimentos que potencian la absorción de minerales, al comer una comida con estos dos ingredientes, la absorción mineral puede aumentar hasta en un 50%[84].

Entre las sustancias que inhiben la capacidad del cuerpo de absorber el hierro se encuentran el acido tánico en el té, ciertas especias, los fitatos que se encuentran en los granos enteros, el calcio de los productos lácteos y el café. En cuanto a los fitatos o ácido fitico, el cual era considerado un anti nutriente que inhibe la absorción de los minerales en los alimentos, cabe decir que, de hecho los fitatos son

---

[84] Gautam S, Platel K, Srinivasan K. Higher bioaccessibility of iron and zinc from food grains in the presence of garlic and onion. Journal of Agricultural and Food Chemistry. 2010 Jul 28; 58(14):8426-9.

buenos para nosotros, como vimos anteriormente, las personas que consumen mayor cantidad de fitatos tienen mayor densidad ósea, también tienen actividad anti cáncer, no es necesario eliminar los alimentos con fitatos de la dieta, como sugieren algunos, sino consumirlos con alimentos que potencian la absorción de minerales, como vimos antes, el ajo y la cebolla son una buena opción, y claro que también ayuda consumir más alimentos altamente nutritivos.

YODO

El último de los nutrientes problemáticos para los veganos es el yodo, este es un componente esencial de las hormonas tiroideas tiroxina (T4) y triyodotironina (T3), las cuales regulan muchas reacciones bioquímicas importantes, incluyendo la síntesis de proteínas y la actividad enzimática, y son determinantes críticos de la actividad metabólica, además son requeridas para el desarrollo apropiado del esqueleto y el sistema nervioso central en fetos e infantes. El yodo es un nutriente especialmente problemático debido a que las personas que nos alimentamos bien terminamos consumiendo alimentos como la linaza, soya y vegetales de la familia del brócoli que contienen compuestos goitrogénicos (ver página 12) que pueden interferir con la función de la glándula tiroides en personas que no tienen una ingesta adecuada de yodo en su alimentación, las personas que llevan una dieta vegana y además cruda terminan consumiendo estos alimentos sin cocer (la cocción desactiva los goitrogenos) y además ellos, al tratar de llevar una alimentación muy pura no consumen sal, la cual finalmente, si esta reforzada con yodo, es la que cubre las necesidades diarias.

Ahora que aumentar el consumo de sal no es la mejor opción, al contrario hay que disminuir el consumo de sal de mesa debido a que es muy fácil caer en exceso, y ese aumenta la tensión arterial.

Otra de las fuentes reconocidas de yodo son los productos lácteos, esto se debe a que a los animales se les suplementa con yodo, y se usa yodo para la desinfección de las ubres de las vacas y de los tanques de almacenamiento; de todo eso quedan trazas del mineral, las cuales pasan a la leche que se consume. Sin embargo, la práctica de desinfectar las ubres de las vacas con yodo tiene una desventaja, en vacas con mastitis por estafilococo usar yodo para desinfectar las ubres aumenta el contenido de pus en la leche hasta en 60%[85], así que el producto lácteo termina siendo una fuente de yodo, pero si usted prefiere evitar beber pus, es mejor no consumirlo.

En un estudio hecho en mujeres vegetarianas y veganas, aquellas que consumen lácteos no presentaban deficiencia, pero las veganas si, al no consumirlos[86].

La ingesta diaria recomendada de yodo es de 160 mcg diarios, pero la Organización Mundial de la Salud pone un límite superior.

Niños en edad escolar (mayores de 6 años):
100-199 Suficiente Nutrición correcta con respecto al yodo
≥300 Excesiva Riesgo de sufrir problemas de salud (hipertiroidismo inducido por el yodo, tiroiditis autoinmune)
Embarazadas:
150–249 Suficiente
Madres lactantes y menores de 2 años:
≥100 Suficiente

Además se ha considerado de especial importancia evaluar los niveles del mineral en las embarazadas, especialmente las que son veganas, la

---

85 Whist AC, Osterås O, Sølverød L. Association between isolation of Staphylococcus aureus one week after calving and milk yield, somatic cell count, clinical mastitis, and culling through the remaining lactation. The Journal of Dairy Research. 2009 Feb;76(1):24-35.

86 Leung AM, Lamar A, He X, Braverman LE, Pearce EN. Iodine Status and Thyroid Function of Boston-Area Vegetarians and Vegans. The Journal of Clinical Endocrinology and Metabolism. 2011 May 25.

Organización Mundial de la Salud recomienda que el promedio debe ser de 150 mcg[87]. Debido a que este mineral es particularmente importante para el desarrollo cerebral del feto, hay una recomendación para las mujeres estadounidenses si están embarazadas, lactando o planeando un embarazo de que tomen suplementos que contengan 150 mg de yoduro de potasio al día.[88]

Entonces, en el caso de los veganos ¿Cuál sería una fuente confiable? Las frutas y los vegetales proveen yodo, pero las cantidades varían mucho dependiendo de en que suelo crecieron, y de si el suelo contiene yodo.

Los vegetales de mar son una excelente opción, ayudan a inhibir el crecimiento de las células cancerosas en humanos, y tienen muchos minerales traza, entre ellos el yodo; el problema es que pueden tener mucho yodo. Las algas más comúnmente consumidas son:

- Kombu o kelp, género *Laminaria.*
- Wakame, género *Undaria.*
- Nori, género Porphyra.

La fuente con menos yodo detectable, 12 mcg por gramo, lo cual es suficiente para alcanzar el requerimiento diario al consumir 9 gramos solamente es el alga nori, con la que se hace el sushi.

La fuente más concentrada es el kombu, el cual puede contener hasta 2,660 mcg por gramo, si se consumen 9 gm la dosis alcanzada seria 240 veces mayor a la recomendada diaria, excediendo el límite superior tolerable de 800%.

---

[87] Perrine CG, Herrick K, Serdula MK, Sullivan KM. Some subgroups of reproductive age women in the United States may be at risk for iodine deficiency. Journal of Nutrition. 2010 Aug;140(8):1489-94.

[88] A Stagnaro-Green, S Sullivan, E N Pearce. Iodine supplementation during pregnancy and lactation. JAMA. 2012 Dec 19;308(23):2463-4.

Wakame está en el medio, en donde el consumo moderado está bien, pero el consumo excesivo, el cual sería alrededor de 10-20 g diarios, podría causar problema[89].

Por lo tanto, dependiendo del alga, podríamos exponernos, al consumirlas, a niveles tóxicos de yodo, no es letal, pero puede ser toxica a largo plazo en algunas personas con trastornos de la glándula tiroides. Lo más seguro es consumir la nori y preparar sushi, o consumir muy pequeñas cantidades de wakame, o solo en ocasiones, y por seguridad evitar el kelp. Otra alga que se comercializa es el Hiziki, pero este tipo de alga absorbe arsénico y los gobiernos alrededor del mundo previenen su consumo[90].

MAGNESIO

Es uno de los minerales más deficientes en la alimentación moderna. Es el cuarto mineral más abundante en el cuerpo y es esencial para tener buena salud. Está involucrado en alrededor de 300 reacciones metabólicas incluyendo la generación de energía celular, la producción de ácidos nucleicos (ADR y ARN) y la síntesis de proteínas. Es necesario para tener suficiente energía cerebral y ayuda en la transmisión de señales a través del sistema nervioso central, calma el sistema nervioso central y es un componente importante para la producción de serotonina.

Su deficiencia se muestra como una reducción en la habilidad cognitiva, una disminución de la capacidad de poner atención junto con aumento en la agresividad, fatiga y falta de concentración, irritabilidad, nerviosismo y cambios de humor.

---

[89] https://examine.com/nutrition/how-can-i-safely-consume-seaweed/

[90] M. Rose, J. Lewis, N. Langford, M. Baxter, S. Origgi, M. Barber, H. MacBain, and K. Thomas. Arsenic in seaweed: forms, concentration and dietary exposure. Food and Chemical Toxicology., 45(7):1263-1267, 2007.

Se ha encontrado que los niños con diagnóstico de hiperactividad y déficit de atención tienen una deficiencia de magnesio, y que sus síntomas mejoran al suplementar el mineral.[91]

De hecho, se ha estimado que hasta un 80% de la población presenta una deficiencia de magnesio, seguido por deficiencias de cromo y hierro. Entre los efectos terapéuticos del magnesio se encuentran:

- Calma los nervios
- Ayuda a aliviar los síntomas del síndrome premenstrual
- Armoniza los trastornos mentales y emocionales
- Retarda el proceso de envejecimiento
- Disminuye la irritabilidad
- Mejora los trastornos del sueño
- Incrementa la salud ósea, ayudando en el tratamiento de la osteoporosis
- Relaja los músculos
- Ayuda en la digestión al actuar como un laxante
- Alivia las migrañas
- Disminuye los calambres o espasmos musculares
- Ayuda a balancear los niveles de azúcar
- Esencial para la salud cardíaca, previniendo ataques cardíacos actuando como un bloqueador de calcio natural y relajando el músculo cardíaco
- Junto con la vitamina B6 reduce significativamente la formación de cálculos renales formados por oxalato de calcio.[92]
- Ayuda a prevenir la formación de cálculos en la vesícula.
- Actúa como un broncodilatador en ataques de asma.
- Esencial para la fuerza muscular.
- Actúa como regulador de la presión arterial.

---

[91] Egyptian Journal of Medical Human Genetics Volume 17, Issue 1, January 2016, Pages 63-70 Magnesium supplementation in children with attention déficit hyperactivity disorder. Farida El BazaHeba, Ahmed AlShahawi, Sally Zahra, Rana Ahmed, AbdelHakim

[92] Nutrition and Healing. Health E-Tips, February 1, 2007

Este mineral se encuentra contenido en los alimentos verdes ricos en clorofila y también en el chocolate crudo, granos enteros (no harinas), germen de trigo, y nueces, especialmente las almendras, nueces de Brasil, piñones, nueces de Castilla, nueces de la India, pepitas de calabaza, leguminosas, tofu, harina de soya y melaza.

Idealmente se debe llevar una alimentación bien mineralizada, incluyendo los alimentos anteriormente mencionados, pero en caso de que vaya a elegir tomar un suplemento alimenticio siempre es mejor consultar a un médico, especialmente si está buscando usar suplementos en niños o si usted tiene alguna enfermedad que le requiera tomar medicamentos, o si padece enfermedad renal.

SILICIO

Sólo recientemente, a partir de 1972 se ha reconocido al silicio como un nutriente esencial, se encuentra en el grupo de los oligoelementos que son aquellos que se presentan en pequeñas cantidades en el cuerpo humano. Encontramos silicio en nuestros vasos sanguíneos, huesos, cartílago, tejido conectivo, cabello, ligamentos, pulmones, nódulos linfáticos, músculos, uñas, piel, dientes, tendones y tráquea. Se ha observado que los huesos en crecimiento tienen cantidades elevadas de silicio, y también se le ha relacionado con la flexibilidad y elasticidad de nuestros músculos y tejidos. Conforme avanza la edad, se pierde silicio del colágeno de la piel. Actualmente, debido a la alimentación industrializada moderna existen deficiencias de este nutriente, entre algunos signos de carencia se encuentran:

- Retardo del crecimiento
- Huesos frágiles
- Piel deshidratada
- Acné
- Tendencia a la formación de abscesos y fistulas

- Amigdalitis
- Deficiencia intelectual
- Conjuntivitis
- Caries dentales
- Fragilidad y caída del cabello
- Uñas frágiles y opacas
- Tendinitis
- Fibrosis
- Flacidez articular
- Patologías coronarias
- Se ha confirmado falta de silicio en la tuberculosis y el cáncer
- Alteraciones osteoarticulares y del tejido de sostén
- Baja en las defensas inmunológicas
- Problemas broncopulmonares[93]

La dieta es la mayor fuente de silicio para los humanos, siendo mayor su concentración en dietas ricas en granos, cereales y alimentos basados en plantas, de hecho, los asiáticos y los indios tienen una mayor concentración de silicio en su alimentación como resultado de consumir más alimentos basados en plantas[94], y es interesante que en estas comunidades existe una menor incidencia de fractura de la cadera.[95]

En una alimentación sana e integral como la propuesta en este texto, se pueden encontrar diversas fuentes de este mineral, entre las cuales se encuentran, los cereales enteros como la avena, el mijo, la cebada, el arroz y el trigo, las leguminosas como el frijol, alfalfa y ejote, los

---

93 El silicio es un mineral esencial para la salud humana. Autor Edgar Quero

94 Anderson JJ. Plant-based diets and bone health: nutritional implications. The American Journal of Clinical Nutrition 1999;70(suppl):539S-42S

95 Gullberg B, Johnell O, Kanis JA. World-wide projections for hip fracture. Osteoporos International 1997;7:407-13.

tubérculos como la papa, betabel, zanahoria, raíz de bardana, vegetales verdes como lechuga, nopal, espinaca, esparrago, brotes de bambú, frutas como el plátano, el aguacate, el pimiento morrón, el tomate, el pepino, la piña, el mango y la uva, y las hierbas como la ortiga, cola de caballo y el perejil silvestre.

AZUFRE

Se puede considerar a este mineral como el mejor cosmético de la naturaleza, su consumo en cantidades adecuadas es esencial para una apariencia sana y radiante de la piel, uñas y cabello, ya que participa en la síntesis del colágeno. Este mineral también activa los mecanismos de desintoxicación del hígado y ayuda a aliviar el dolor e inflamación en los músculos y articulaciones. Es un mineral esencial para la producción de colágeno.

Los síntomas de deficiencia incluyen acné, artritis, cabello y uñas quebradizos, trastornos gastrointestinales, disfunción del sistema inmune, lesiones musculares prolongadas, mala cicatrización y formación de tejido de cicatrización anormal.

La preocupación en los vegetarianos, especialmente en los veganos (al eliminar todas las fuentes animales de sus dietas) es que no consuman suficiente azufre puesto que este se encuentra principalmente en los alimentos de origen animal, pero si existen fuentes vegetarianas que contienen el mineral. El azufre se encuentra en diversas fuentes vegetarianas en la alimentación como la sábila, arúgula, polen de abeja, toda la familia del repollo (brócoli, coliflor, col rizada, colecitas de Bruselas), ajo, rábanos, cebollas, semillas de calabaza, berros y pimientos picantes, y también en el germen de trigo y en la hierba cola de caballo, la cual se usa para hacer té.

ZINC

El zinc actúa principalmente afectando nuestras enzimas, las que dependen del zinc cumplen diversas funciones en el organismo, desde combatir la oxidación hasta mantener las reservas de colágeno. Todos los tejidos del cuerpo contienen zinc, excepto, los dientes, los huesos y el páncreas. Debido a que actúa directamente sobre la reposición del colágeno dañado, o la formación de nuevo colágeno, es muy necesario para la salud de la piel, ayuda a retardar los signos del envejecimiento, a prevenir la formación de estrías, a sanar quemaduras e incluso a reparar el ADN por el daño causado por radiación y a una mejor cicatrización de heridas. También es parte esencial de la molécula de insulina, por lo tanto el zinc facilita su asimilación, prolonga su acción y ayuda a su almacenamiento en el páncreas. También tiene otras funciones como mejorar el sistema inmunitario y ayudar a la digestión de proteínas, y también es necesario para transportar la vitamina A a la retina. Asiste en el metabolismo de los carbohidratos, en la producción eficiente de testosterona para prevenir dominancia de estrógeno, mejora el sentido del olfato, al crecimiento sano, vista sana.

Su deficiencia puede presentarse debido a una dieta baja en proteínas, y por carencia de alimentos que lo contienen, también durante el embarazo, enfermedades intestinales, alcoholismo crónico, diabetes, fiebre crónica y hemodiálisis y puede resultar en pérdida de cabello, pérdida del olfato y el gusto, mayor susceptibilidad a padecer resfriados y gripa, desbalances hormonales, acné, y hasta un cambio en como el cuerpo usa la insulina, retraso en el crecimiento de niños, alopecia, problemas de piel, retraso en la cicatrización de heridas, bajo conteo de esperma, vista pobre y retraso en la maduración ósea.

Es de suma importancia para los vegetarianos conocer sus fuentes, debido a que este mineral puede estar deficiente en una dieta vegetariana. Las mejores fuentes vegetarianas de este mineral son las leguminosas (incluyendo tofu, tempe, frijoles de soya, frijoles de todos colores), algas marinas, cacao, germen de trigo, semillas de amapola, pepitas de calabaza, nuez de la India, piñones, nueces pecanas, nueces de macadamia, semillas de girasol, ajonjolí, salvado de trigo, avena, levadura nutritiva y coco. De toda esta variedad se debe asegurar la ingesta diaria necesaria de zinc, lo cual no es difícil, ya que es un mineral que se requiere en muy pequeñas cantidades. Si usted consume productos animales, las fuentes más concentradas de zinc se encuentran en el hígado, así como en los ostiones.

El buscar suplementar el zinc en la dieta a partir de los alimentos es lo más seguro, debido a que es muy poco probable adquirir un exceso de este, sin embargo, en forma de suplementos si puede llegar a causar toxicidad.

CAPITULO 8

LA IMPORTANCIA DE UNA ALIMENTACION VARIADA

Si es usted vegano consuma una gran variedad de frutas y vegetales, si no lo es también.

A menudo la gente me pregunta con mucha sorpresa, ¿qué es lo que como? cuando se enteran de que soy vegana, mi respuesta es que mi alimentación es tan variada, que de hecho incluye un mayor número de alimentos que los que ellos siquiera conocen. Al principio, cuando iba a comprar mis vegetales al supermercado, me asombraba mucho cuando la cajera me preguntaba que era cada vegetal que llevaba, y después me decía: "lo siento, es que nadie compra esto".

Después de ver tanta variedad y color en mi carrito del supermercado, es triste ver lo que llena los carritos de la gente que está ahí de compras, cajas de refrescos enlatados, cajas de pastelitos, cajas de cereales azucarados, bolsas gigantes de botanas fritas, carnes enlatadas, sopas enlatadas, comidas para el microondas, y más. Hoy tengo esta visión clara de los alimentos que pueden dar salud y de los que la pueden arrebatar, pero no siempre fue así. Yo fui criada con una alimentación básica de carnes, lácteos, cereales, huevos, algunas frutas y vegetales, y un poco de dulces y golosinas (como cualquier niño). Después de todo, eso es lo que uno encuentra en la mayor parte del supermercado, porque de hecho, la sección de comidas saludables es la más pequeña. Antes de que me hiciera vegana mi menú era, más o menos el siguiente:

- Carnes: res, pollo y pescado.
- Vegetales: Papas, zanahorias, calabacitas, chayotes, repollo, coliflor, brócoli, tomates, ajo, elotes.
- Hojas verdes: lechuga, espinacas, acelgas (en raras ocasiones).
- Frutas: naranjas, toronjas, manzanas, uvas, sandía, melón, plátanos, piña, ciruelas.
- Granos: pan de caja, avena, arroz, maíz, cereales.
- Leguminosas: frijoles, lentejas, garbanzos.
- Leche y otros productos lácteos.

Básicamente eso es lo que normalmente uno come dentro de toda su variedad de alimentos, y aun existen personas que no comen ni fruta, así que se puede decir que mi alimentación no era tan mala. Hoy en día mis alimentos son los siguientes:

FRUTAS

Fresas, cerezas, ciruelas, melones, sandía, uvas, plátanos, dátiles, higos, naranjas, toronjas, limones, aguacate, tomate, pepino, arándanos, moras, manzanas, peras, persimonios, y cualquier otra fruta que me encuentre en el supermercado.

VEGETALES

Papas, zanahorias, camotes, jengibre, brócoli, coliflor, elotes, chícharos, okra, calabazas de invierno, calabacines, chayotes, betabeles, algas marinas, nabos, berros, rutabagas, rábanos, aceitunas, apionabos, nopales, etc.

HOJAS VERDES

Mentas, perejil, cilantro, acelgas, lechugas, apio, hojas de mostaza, germinados, espinacas, berros, endivia, verdolagas, bok choi, col rizada, etc.

NUECES Y SEMILLAS

Almendras, nueces de la India, coco, en ocasiones ajonjolí como tahini, chía, linaza (más frecuentemente).

GRANOS Y LEGUMBRES

Trigo, arroz, frijoles, quínoa, algarrobo, amaranto, garbanzos, lentejas.

Mi alimentación consiste en aproximadamente 80% de carbohidratos, principalmente frutas y almidones, crudos y cocidos, e incluye muchas hojas verdes.

En esta gran variedad de alimentos se encuentran todos los nutrientes necesarios para obtener una salud increíble, y además para llevar una alimentación deliciosa.

Toda la nutrición necesaria para el ser humano se encuentra aquí, con la inclusión de suplementos para los nutrientes clave que vimos en el capítulo anterior. Muchas personas argumentan que la necesidad de incluir uno o dos suplementos alimenticios, demuestra que el veganismo como estilo de vida, o una alimentación basada en plantas no son adecuados para el ser humano, pero hay que detenerse a pensar que la mayoría de las personas que llevan una dieta omnívora tradicional tienen también deficiencias de nutrientes importantes como calcio, fibra, folato, yodo, magnesio, vit C y vit E. Una dieta vegana puede estar tan mal balanceada como una dieta omnívora, aunque los nutrientes difieran, todos son importantes. El mayor riesgo que yo veo es querer apegarse a una dieta estrictamente cruda, en la cual puede ser más difícil obtener ciertos nutrientes si no se es especialmente cuidadoso al seguirla; en el estudio EPIC- Oxford en el cual se determinó que el grupo de veganos estudiado tenía un riesgo de fractura mayor en 30% que los otros tres grupos (personas que comían carne, sólo pescado y vegetarianos), los investigadores determinaron que era por una deficiencia en el consumo de calcio, y pudieron mejorar el consumo de los participantes al ajustar el consumo de energía y de calcio, este último a niveles de 525 mg al día.[96] Como ya ustedes saben las personas que llevan una alimentación basada en plantas se ven beneficiados al comer más cantidad, puesto que este tipo de alimentación está menos concentrada en calorías, y es absolutamente necesario consumir suficientes calorías al día para obtener suficientes nutrientes, así como incluir ciertos alimentos reforzados con los nutrientes clave de los que hablamos.

Y, es que es importante considerar que, cualquier tipo de alimentación se ve beneficiada por la inclusión de mas frutas y vegetales, tanto las dietas vegetarianas o las veganas como las dietas que incluyen alimentos de origen animal. A continuación le presento un extracto del reporte nutricional que se hace a la USDA en la cual se toman en cuenta los nutrientes individuales que están deficientes en la dieta típica norteamericana, y eso nos da la información necesaria para ver que, aun cuando es una dieta que podría parecer completa en nutrientes por contener alimentos de origen animal, no lo es del todo. De hecho, existe el riesgo de deficiencia de nutrientes importantes para la salud, además verán también cuales son los nutrientes sobre los que hay preocupación de sobre consumo, de nuevo, debido a que esa dieta es muy alta en alimentos de origen animal, los cuales la mayoría de la población asocia con la salud.

---

[96] P. Appleby, A. Roddam, N. Allen, and T. Key. Comparative fracture risk in vegetarians and nonvegetarians in epic-oxford. European Journal of Clinical Nutrition, 61(12):1400-1406, 2007.

Según el reporte científico de 2015 para la HHS y la USDA, los nutrientes sobre los que se tiene preocupación de no ser consumidos de manera suficiente, por la población norteamericana en general, son los siguientes:

Vitamina D, la cual es esencial para la salud del esqueleto y para otras funciones importantes, como su papel como factor de transcripción para más de 200 genes, su papel en la apoptosis (muerte celular) y la proliferación celular, existe un cuerpo creciente de evidencia que sostiene el papel de la vitamina D como preventiva del cáncer, de la enfermedad cardiovascular y de otras enfermedades crónicas. Cabe señalar que el ser humano produce la vitamina D mediante la exposición de la piel a los rayos ultravioleta, pero diversos factores afectan su producción (como veremos más adelante). En la alimentación basada en plantas (que es la que nos concierne) esta puede obtenerse de jugos, cereales, tofu, leche de soya y almendras y productos de granos fortificados con la vitamina, la única fuente natural son los champiñones de cualquier variedad.

Calcio, el cual juega un papel importante en la salud del esqueleto y también es esencial para el funcionamiento apropiado del sistema circulatorio, la transmisión nerviosa, la contracción muscular, y la integridad vascular. En una dieta basada en plantas el calcio está presente en jugos fortificados, leches vegetales fortificadas, en la soya, productos de soya, tofu reforzado, naranjas, frijoles, almendras, semillas, garbanzos, y tome nota, en la semilla de sésamo o ajonjolí, y la pasta de ajonjolí Tahini.

36 gms de ajonjolí aportan:

Cobre 163% de VDR
Manganeso 45%
Calcio 35%
Magnesio 32%
Fosforo 32%

Hierro 29%
Zinc 25%
Molibdeno 24%
Selenio 23%
Vitamina b1 23%
Fibra 17%

Algunos alimentos como las espinacas, ruibarbo, chocolate, cacahuates, almendras, nueces de la India, acelgas, betabeles y sus hojas contienen calcio ligado a una sustancia llamada oxalato, la cual puede interferir con la absorción del calcio, estos pueden ser reemplazados con vegetales bajos en oxalatos como la mezcla de primavera "spring greens", repollo, arúgula, berros, nabo sueco, col rizada, brócoli y perejil.

Acerca del acido oxálico:

EL ÁCIDO oxálico es un ácido orgánico (ácido etanodioico), incoloro, que está presente naturalmente en algunas plantas, animales y en los humanos. Es un elemento importante, esencial para mantener y estimular la peristalsis en nuestro cuerpo. El ácido oxálico se combina con el calcio, si ambos son orgánicos en el punto de combinación, el resultado es benéfico ya que el ácido oxálico ayuda a la asimilación digestiva del calcio. Sin embargo, cuando los alimentos que los contienen han sido cocinados o procesados, se forma un compuesto que destruye el valor nutritivo de ambos. Cuando la concentración de ácido oxálico inorgánico es alta, puede precipitarse en forma cristalina. Estos cristales pueden irritar los tejidos humanos y pueden alojarse en el estómago, los riñones y la vesícula biliar como cálculos.

El ácido oxálico inorgánico interfiere en la asimilación de algunos minerales esenciales: hierro, calcio, magnesio. Debido a la presencia de ácido oxálico, sólo se asimila, aproximadamente, el 5% del hierro de las espinacas cuando estas han sido cocinadas, sin embargo, cuando están crudas se pueden absorber todos los nutrientes que contiene.

Potasio, juega funciones criticas en la función muscular, cardiaca y en la regulación de la presión arterial, su deficiencia afecta a numerosos sistemas, incluyendo el musculo-esquelético, renal y cardiovascular. Es un nutriente que entró a la base de datos como "de consumo deficiente" y esta designado por la FDA como de "importancia para la salud pública". Las frutas, los vegetales y las leguminosas son todas fuentes importantes de potasio.

Fibra, la fibra dietética está formada por carbohidratos no digeribles, provenientes principalmente de plantas como los granos enteros, legumbres, frutas y vegetales, son esenciales para la salud del colon, para tener movimientos intestinales suaves, y se ha sugerido su papel importante en la prevención de la enfermedad cardiaca, el cáncer colorectal y otros tipos de cáncer, la diabetes tipo 2 y la obesidad. Su consumo es muy bajo en la población de Estados Unidos de América y también en México, siendo el promedio de consumo alrededor de la mitad de los niveles recomendados, para lograr consumir los niveles adecuados se requiere aumentar el consumo de frutas, vegetales y granos enteros.

Hierro, es un mineral esencial cuya función es transportar oxigeno en la sangre, su deficiencia causa anemia por deficiencia de hierro, crecimiento pobre en niños, y puede ocasionar deficiencias cognitivas en niños también (ver fuentes veganas de hierro en página 155). Los datos del Centro de Control de Enfermedades indican que el hierro es un nutriente de preocupación en niños, mujeres en la pre-menopausia, embarazadas, y mujeres en edad de embarazarse.

Es curioso que la anemia por deficiencia de hierro sea de preocupación en los sectores de la población de Estados Unidos antes mencionados, siendo tan elevado su consumo de carne y siendo esta última la principal fuente de hierro hem ¿no le parece? Al parecer no es la falta de consumo, si no la mal absorción del nutriente en el conjunto de su estilo de alimentación, veamos:

El consumo de leche de vaca por bebés y niños tiene efectos adversos en sus reservas de hierro; varios mecanismos han sido identificados que pueden contribuir a la deficiencia de hierro en niños, uno es el bajo contenido de hierro en la leche de vaca, un segundo mecanismo es la pérdida de sangre en el intestino asociada con el consumo de leche de vaca durante la infancia, condición que afecta hasta el 40% de los niños, un tercer mecanismo es la inhibición de la absorción del hierro no-heme (presente en plantas) por la caseína de la leche. Por lo tanto se recomienda no dar leche de vaca a infantes, y sólo en cantidades moderadas a niños.

Nutrition Reviews. 2011 Nov;69 Suppl 1:S37-42. doi: 10.1111/j.1753-4887.2011.00431.x. Consumption of cow's milk as a cause of iron deficiency in infants and toddlers. Ziegler EE[1].

Este reporte cita como una buena fuente de hierro a la carne, como vimos anteriormente, la carne y otros productos animales contienen hierro heme, el cual es diferente al hierro contenido en las plantas o no-heme, estas dos fuentes de hierro difieren en su capacidad de ser absorbidas por el cuerpo, pero también se han encontrado otras diferencias que cabe hacer notar; el consumo de hierro heme (el contenido en las carnes) fue asociado con un incremento en el riesgo de padecer un accidente cerebro-vascular, así como diabetes, el consumo alto de hierro de origen animal estuvo asociado con un 16% de aumento en el riesgo de padecer diabetes por cada miligramo de hierro heme consumido al día[97], un 12% de aumento en el riesgo de cáncer por cada miligramo de hierro heme al día[98].

97 W Bao, Y Rong, S Rong, L Liu. Dietary iron intake, body iron stores, and the risk of type 2 diabetes: a systematic review and meta-analysis. BMC Medicine. 2012 Oct 10;10:119. doi: 10.1186/1741-7015-10-119.

98 A Fonseca-Nunes, P Jakszyn, A Agudo. Iron and cancer risk--a systematic review and meta-analysis of the epidemiological evidence. Cancer Epidemiology Biomarkers and Prevention. 2014 Jan;23(1):12-31. doi: 10.1158/1055-9965.EPI-13-0733

Según el mismo reporte científico de 2015[99], los nutrientes sobre los que se tiene preocupación de ser consumidos en exceso (de nuevo, en el norteamericano con una dieta típica) son los siguientes:

Sodio, como ya vimos antes este nutriente es problemático, su sobre consumo está asociado con la hipertensión arterial, los principales alimentos que contribuyen al consumo de 40% del sodio consumido al día encontramos:

- Pan
- Carnes curadas y jamones
- Pizza
- Aves de corral
- Sopas
- Sándwiches
- Queso
- Platillos de pasta
- Platillos con carne
- Aperitivos varios

Grasa saturada, su consumo excede las recomendaciones actuales en Estados Unidos, su disminución en el consumo reduce los niveles de riesgo de la población de desarrollar enfermedad cardiovascular, la gran mayoría de la población consume más del 10% de las calorías a partir de grasa saturada, las principales fuentes de grasa saturada son, la carne roja, productos lácteos, leche de coco, manteca de cacao, aceite de palma.

No hay forma de errar en su nutrición si simplemente empieza a cambiar sus porciones de proteína animal por porciones de frutas y

---

[99] 2015 Dietary Guidelines Advisory Committee (Advisory Committee, Scientific Report of the 2015 Dietary Guidelines Advisory Committee (Advisory Report) to the Secretaries of the U.S. Departments of Health and Human Services (HHS) and Agriculture (USDA).

vegetales, pero siempre para que al hacer el cambio usted se sienta más seguro, puede consultar con un nutriólogo para que le diseñe una dieta balanceada basada en plantas. Incluso, puede ir con un nutriólogo, de preferencia que sea especialista en hacer programas de alimentación basados en plantas, para que le vaya ayudando a hacer el cambio hacia una alimentación con base de plantas, si es su intención ir haciendo un cambio gradual, o si simplemente quiere ajustar su alimentación a una que contenga productos de origen animal pero que tenga una alta concentración de alimentos basados en plantas. Su salud se verá siempre mejorada.

CAPITULO 9

SUPERALIMENTOS Y SUPLEMENTOS ALIMENTICIOS

Diversos estudios muestran que, los alimentos hoy no son tan nutritivos como lo eran antes, esto debido a la amplia desmineralización de los suelos consecuencia del uso de fertilizantes químicos, pesticidas, y a las prácticas de monocultivo actuales. Por eso creo que los superalimentos y los suplementos alimenticios pueden tener su lugar en una alimentación balanceada.

¿Qué son los superalimentos? ¿Alguna vez ha escuchado ese término? Que dicho sea de paso, últimamente se ha vuelto muy popular, los *superalimentos* son definidos como alimentos dotados de capacidades nutricionales superiores, que poseen contenidos elevados en vitaminas, minerales, antioxidantes, ácidos grasos esenciales, fibra; puede tratarse de frutas, verduras, semillas o hierbas (no le sorprenda).

Existen muchos y hay una gran controversia acerca de si es necesario incluirlos para lograr una buena alimentación o no. Pero mas allá de esa controversia, lo que me desconcierta es el hecho de que muchos de estos son recomendados como remedios o curas, como para "disminuir el colesterol", "bajar de peso", "curar la hipertensión arterial", cuando el cambio de hábitos alimenticios es lo esencial para lograr todo lo antes mencionado, sin necesidad de gastar en esos superalimentos caros. Por otro lado, en el contexto de una dieta basada en plantas, que ya de por si le hará disminuir el colesterol, bajar de peso o curar la hipertensión arterial, si usted quiere los puede incluir.

Estudios muestran que los suelos de cultivo han sido enormemente empobrecidos por las técnicas de preparación de terreno actuales, que van desde la quema de residuos vegetales hasta la aplicación de agroquímicos para eliminar malezas. Esto ha provocado una erosión del suelo y la muerte de los microorganismos benéficos para el crecimiento de los cultivos, además a esto hay que añadir los fertilizantes sintéticos que se usan en la mayoría de los cultivos convencionales y la carga de pesticidas y herbicidas utilizados, algunos de los cuales han demostrado ser, además, extremadamente tóxicos para las personas que los manejan y para las personas y animales que viven en las comunidades en donde se crecen los cultivos. Todo esto ha empobrecido los suelos de cultivo, y por lo tanto las plantas tienen menos disponibilidad de de nutrientes. Un estudio sobre el tema hecho por Donald Davis y su equipo de investigadores de la Universidad de Texas (UT) en el Departamento de Química y Bioquímica de Austin que fue publicado en diciembre de 2004, publicó las diferencias en el contenido nutricional de 43 diferentes frutas y vegetales de 1950 y 1999, y se encontró una disminución en la cantidad de proteína, calcio, fósforo, hierro, riboflavina (vitamina B2) y vitamina C.[100]

---

[100]Changes in USDA Food Composition Data for 43 Garden Crops, 1950 to 1999. Donald R. Davis, PhD, FACN, Melvin D. Epp, PhD and Hugh D. Riordan, MD Bio-Communications Research Institute, Wichita, Kansas (D.R.D., M.D.E., H.D.R.), Biochemical Institute, The University of Texas, Austin, Texas (D.R.D.) Journal of the American College of Nutrition, December 2004

Algo más que hay que tomar en cuenta es que algunos nutrientes de las frutas y vegetales son muy susceptibles a la acción de la luz, el aire, el agua, el calentamiento y otras condiciones a que son expuestos desde su cosecha hasta que llegan a la mesa. Mucho de ese producto ha viajado por miles de kilómetros antes de llegar al supermercado. Por esa razón, una práctica que yo recomiendo ampliamente (si tiene algo de tiempo y espacio) es hacer un jardín de vegetales, hierbas y frutas, ya que, eso implica que siempre tendrá a la mano su propio producto, el cual sin duda será más nutritivo que el que encontrará en la tienda. Además de eso, tener un jardín que cuidar tiene otros beneficios entre los cuales están que es un buen ejercicio, es una buena práctica de meditación, nos conecta con la tierra, nos hace pasar tiempo al aire libre, nos ayuda a valorar el trabajo del agricultor y lleva a nuestra mesa producto fresco y de temporada. Pero si no tiene tiempo para volverse jardinero por unos cuantos minutos al día, o definitivamente mantener viva una planta no está entre sus talentos, siempre puede contratar a alguien que le haga ese trabajo, es bueno generar un empleo y ayudar a alguien que quizá tiene una poderosa mano verde que le dará un jardín de frutas y vegetales increíble. Por último una recomendación, si está dispuesto a hacer el esfuerzo, siempre opte por establecer un jardín orgánico desde el principio, para evitar el uso de químicos a toda costa, para no contribuir con el deterioro de la tierra y la contaminación del agua, porque finalmente de eso se trata todo esto, de cuidarnos a nosotros mismos, pero sin ensuciar el planeta en el que vivimos. Lo más sencillo es, por lo menos, sembrar unos árboles frutales adaptados a su zona, de esta manera los cuidados requeridos son mínimos. Imagínese que esta buena práctica la aprenderán sus hijos y sus nietos. Imagínese un mundo que se vaya llenando de gente con buenas prácticas hacia su propia persona y hacia el planeta, que sea capaz de cultivar sus propios alimentos y por lo tanto esté llena de salud, que pase sus últimos años en la Tierra con calidad de vida, con completa movilidad, y no lleno de medicamentos y dependiendo de enfermeras o familiares que dediquen su tiempo a cuidarlos, imagínese un mundo lleno de niños sanos, ¿suena a utopía?

Volviendo al tema de la frescura de las frutas y vegetales que llegan a su mesa, si definitivamente no puede tener un gran jardín de vegetales por cuestiones de espacio y sólo tiene unas cuantas hierbas en maceta que definitivamente no le van a alimentar, opte por buscar mercados donde comprar productos locales o que vengan de lugares cercanos a donde usted vive. Además de esto, trate de hacer las compras de productos frescos por semana, de esa manera evita tenerlos por muchos días en el refrigerador. Y claro, también puede preservar sus vegetales fermentándolos, ya que el proceso de fermentación ayuda a que en lugar de perder sus nutrientes, los vegetales se llenen de enzimas y probióticos, además de otra gran cantidad de nutrientes.

Entonces, después de hacer todo esto del jardín de frutas y vegetales y de comprar los alimentos más frescos posibles y fermentar algunos de ellos, ¿es necesario aún invertir en superalimentos y suplementos alimenticios para tener una buena salud? No necesariamente en el caso de los llamados superalimentos, pero como vimos antes, sí en el caso de algunos suplementos alimenticios.

Debido a que mi estilo de vida es llevar una alimentación sana, algunas veces, según mi presupuesto, compro superalimentos y los utilizo como meros suplementos alimenticios, pero no son lo mismo. Los superalimentos son alimentos naturales comercializados en forma muy concentrada, por ejemplo, los concentrados de alimentos verdes, los cuales contienen diferentes jugos de vegetales verdes como por ejemplo jugo de zacate de cebada, jugo de zacate de trigo, jugo de brócoli, de col rizada, etcétera, los cuales son deshidratados y comercializados en forma de polvos para agregar a los licuados verdes o a los jugos de vegetales, y que por lo tanto tienen un alto valor nutritivo, otros superalimentos son los jugos de frutas exóticas como goji, noni, acai, o sus polvos. ¿Por qué los uso solo como suplementos alimenticios? Por 2 razones, la primera es porque los productos de calidad, que al final de cuentas son los recomendables, son costosos, segunda como ambientalista pienso en el impacto ambiental que crea la industria de los superalimentos, porque esos productos requieren un proceso, requieren envases especiales (los cuales requieren reciclarse) y requieren ser transportados grandes distancias.

Los suplementos alimenticios por su parte son ingredientes necesarios para la buena nutrición que son tomados de alimentos y procesados en forma de una tableta, un líquido o una cápsula, aunque también existen algunos que son sintetizados químicamente en un laboratorio, y otros son derivados de animales. Sea cual fuere la alimentación que usted lleve, existen algunos suplementos alimenticios que son esenciales para la buena nutrición y por lo tanto para la salud, y si es usted un vegetariano estricto, también existen suplementos que debe tomar. Como mencioné anteriormente, existe mucha controversia acerca de las deficiencias nutricionales que puede presentar una persona con una dieta vegetariana estricta, por lo tanto, se recomienda siempre incluir estos suplementos, pero como vimos, una persona con una alimentación omnívora puede también tener deficiencias nutricionales importantes, de hecho, de una mayor cantidad de nutrientes, en este caso especial no es lo recomendable tratar de suplementar en forma de vitaminas o suplementos de fibra, porque la solución es obvia ¡tienen que consumir más frutas y vegetales! Mejorar la alimentación siempre es el primer paso.

En este capítulo le voy a presentar una lista de superalimentos que son considerados de beneficio, así como de suplementos alimenticios que tengo a la mano por considerarse esenciales. Se dará cuenta que finalmente, la mayoría son alimentos enteros que han sido deshidratados o que han llevado algún otro proceso leve para permitirles mantener su valor nutricional, así como algunos que yo considero superalimentos por el hecho de que usted mismo puede hacerlos, sin gastar mucho dinero y que son altamente nutritivos.

SUPERALIMENTOS

CACAO

El cacao es la semilla de la fruta conocida como maraca o mazorca producida por el cacaotero. Los recolectores cosechan las frutas maduras y extraen las semillas, estas pasan por un proceso de fermentación y después son molidas o cortadas en pequeños trozos, los cuales son después comercializados. En esta fase, la semilla de cacao contiene todos sus nutrientes intactos, pero una vez que llega a nuestra mesa en forma de barra de chocolate, besos de chocolate o pastel de chocolate, bueno, pues digamos que ya no es el mismo y además, viene acompañado de una cantidad de ingredientes que no aportan nada a nuestra salud. El sabor natural del chocolate es amargo y astringente, es por eso que se le procesa con azúcar.

El cacao contiene muchas sustancias importantes (se estiman unas 300) como la anandamida, arginina, dopamina (neurotransmisor), epicatequina (antioxidante), histamina, serotonina (neurotransmisor), triptófano (esencial para suscitar la liberación del neurotransmisor serotonina), feniletilamina (FEA), polifenoles (antioxidantes), tiramina, salsolinol y flavonoides. Su efecto estimulante se debe a la teobromina que produce un aumento del nivel de serotonina y dopamina. Estos químicos están relacionados con la sensación de bienestar que se obtiene después de comer chocolate.

El cacao contiene muchas propiedades únicas y muchos minerales, incluyendo altos niveles de magnesio y azufre.

A pesar de sus propiedades físicas, el chocolate no es un alimento adictivo, entonces ¿porque muchas personas se definen como adictas al chocolate? Bueno, en mi opinión, la respuesta es que no son adictas al chocolate, sino a la mezcla de azúcar y grasa que contiene el chocolate comercial. El chocolate comercial que viene siendo cacao súper procesado, mezclado con enormes cantidades de azúcar, estabilizadores, grasas trans, leche, colores y sabores artificiales, carece del enorme valor nutritivo y de los beneficios a la salud que aporta el cacao natural, de hecho, se han hecho estudios que demuestran que el cacao tiene un efecto benéfico en el sistema cardiovascular, promoviendo vasodilatación coronaria, mejorando la función vascular y disminuyendo la adhesión plaquetaria dos horas después de haberlo consumido[101] , pero el estudio habla de chocolate amargo, sin leche, y sin azúcar.

El chocolate natural sí tiene una desventaja, y es que al ser un alimento alto en grasa, se ha encontrado que promueve la ganancia de peso[102], una buena opción es entonces optar por usar el polvo de chocolate sin grasa y sin azúcar.

En una ocasión, estaba yo de paseo con mi papá en un mercado en la Huasteca Potosina y encontré las semillas enteras, finalmente el cacao es un producto mexicano y se utiliza ampliamente, como por ejemplo en las festividades del Día de los Muertos, encontrarlo así no es tan caro (a diferencia de cómo se vende en USA), la desventaja de consumirlo así es que es alto en grasa, por esa razón no es ideal consumirlo en grandes cantidades. Una buena opción (y mas económica, es comprar polvo de cacao, sin azúcar y sin grasa, y agregarlo a los smoothies o nieve de frutas.

CHLORELLA Y ESPIRULINA

Hace algunos años, cuando publiqué la primera edición de este libro, había mucha información sobre la chlorella como un superalimento benéfico para ayudar en la desintoxicación del organismo de metales

---

[101] Circulation. 2007 Nov 20;116(21):2376-82. Epub 2007 Nov 5. Dark chocolate improves coronary vasomotion and reduces platelet reactivity. Flammer AJ[1], Hermann F, Sudano I, Spieker L, Hermann M, Cooper KA, Serafini M, Lüscher TF, Ruschitzka F, Noll G, Corti R.

[102] 2013 Aug 7;8(8):e70271. doi: 10.1371/journal.pone.0070271. eCollection 2013. Habitual chocolate consumption may increase body weight in a dose-response manner. Greenberg JA[1], Buijsse B.

pesados e incluso radiación, y por el gran complejo de nutrientes que contiene, bueno, de hecho, esa información todavía existe, pero al hacer investigación para esta segunda edición, me topé con información que no conocía, acerca de la preocupación creciente de neurotoxicidad provocada por los suplementos de chlorella. Se ha encontrado que las algas verde-azuladas producen una neurotoxina llamada BMAA que se ha encontrado en los pacientes que han fallecido por la enfermedad de Alzheimer y recientemente en pacientes que padecen esclerosis lateral amiotrófica o enfermedad de Lou Gehrig, en estos se puede encontrar la neurotoxina incluso en el cabello de pacientes vivos. Esa neurotoxina no sólo se ha encontrado en los suplementos alimenticios de argas verde-azuladas, como la chlorella, si no que se ha encontrado además en altas concentraciones en organismos que se alimentan directa o indirectamente de cianobacterias (algas verde-azuladas), como varias especies de peces, algunos usados para consumo humano (los niveles más elevados fueron encontrados en los peces que viven en el fondo marino) y algunos invertebrados como los ostiones y las almejas.[103] Cabe recordar que el proceso de biomagnificación* es importante en la cadena alimenticia, puesto que las toxinas que contiene en este caso el animal que va a ser consumido, están concentrados en su organismo y van a pasar al organismo del humano que lo consuma. Así es como se encontró la relación entre la neurotoxina BMAA y las enfermedades neurodegenerativas antes mencionadas, al estudiar a la población que habita en la isla de Guam, en Oceanía, la cual tiene la mayor incidencia mundial de una enfermedad denominada Complejo de Parkinson-Demencia-Esclerosis lateral amiotrófica, que es una

---

[103] Proceedings of the National Academy of Sciences U S A. 2010 May 18;107(20):9252-7. doi: 10.1073/pnas.0914417107. Epub 2010 May 3. Transfer of a cyanobacterial neurotoxin within a temperate aquatic ecosystem suggests pathways for human exposure. Jonasson S[1], Eriksson J, Berntzon L, Spácil Z, Ilag LL, Ronnevi LO, Rasmussen U, Bergman B.

combinación de las enfermedades de Lou Gehrig, la enfermedad de Parkinson y la de Alzheimer; esta población se alimenta de un murciélago conocido como zorro volador, el que a su vez se alimenta del árbol Cicada que a su vez contiene neurotoxinas de cianobacterias. ¡Una razón más para evitar consumir pescado y mariscos!

*La biomagnificación es un proceso de bioacumulación de una sustancia tóxica (como por ejemplo el plaguicida DDT). Ésta se presenta en bajas concentraciones en organismos al principio de la cadena alimenticia y en mayor proporción a medida que se asciende en dicha cadena.

Por otro lado está la espirulina, la cual ha demostrado tener muchos beneficios a la salud y que además es producida en México, donde se había incluso llegado a considerar como un alimento alternativo excelente por su alto contenido de proteína. Actualmente existe preocupación sobre su consumo como suplemento porque se ha reportado un caso de rabdomiolisis aguda[104] (descomposición del tejido muscular que ocasiona la liberación de los contenidos de las fibras musculares en la sangre y puede llegar a provocar daño renal) asociada al consumo de espirulina. Además se ha encontrado contaminación de neurotoxinas y hepatotoxinas[105] en los suplementos de espirulina, aunque los fabricantes claman que la espirulina no produce toxinas, parece ser que la contaminación viene de las algas verde-azuladas que pueden crecer en los sitios donde es cosechada la espirulina, por esta razón, si la espirulina no es identificada apropiadamente, cosechada y probada, existe el riesgo alto de contaminación cruzada, y, por lo tanto, hay riesgo en su consumo.

---

[104] Mazokopakis EE, Karefilakis CM, Tsartsalis AN, Milkas AN, Ganotakis ES. Acute rhabdomyolysis caused by Spirulina (Arthrospira platensis). Phytomedicine. 2008 Jun;15(6-7):525-7. Epub 2008 Apr 22.

[105] Food Additives and Contaminants Part A Chemistry, Analisis, Control, Expossure and Risk Assessment. 2008 Jul;25(7):885-94. doi: 10.1080/02652030701822045. Detection of the hepatotoxic microcystins in 36 kinds of cyanobacteria Spirulina food products in China. Jiang Y[1], Xie P, Chen J, Liang G.

CURCUMA

La cúrcuma es la raíz de la planta Cúrcuma longa y tiene una piel color café y una carne de un color anaranjado profundo. Ha sido usado por muchos años como un poderoso antiinflamatorio en los sistemas de medicina China e India. Posee numerosos compuestos medicinales, el más estudiado es la curcumina. En numerosos estudios, las curcuminas han mostrado efectos antiinflamatorios comparables con drogas potentes como la hidrocortisona, pero, a diferencia de las drogas que poseen efectos colaterales que van desde la formación de úlceras hasta sangrado intestinal, las curcuminas no producen toxicidad. La cúrcuma utilizada como especia en los alimentos sanos, puede incluso ayudar a mejorar padecimientos como la colitis ulcerativa[106] , osteoartritis[107] y artritis reumatoide[108], además de que aporta una excelente protección contra enfermedades como el cáncer incluyendo el de colon, próstata y la leucemia infantil, ayudando a reparar el ADN dañado por exposición a metales pesados en la dieta, como el plomo[109] y el arsénico[110] y contra enfermedades

---

[106] Clinical Gastroenterology and Hepatology. 2006 Dec;4(12):1502-6. Epub 2006 Nov 13. Curcumin maintenance therapy for ulcerative colitis: randomized, multicenter, double-blind, placebo-controlled trial. Hanai H[1], Iida T, Takeuchi K, Watanabe F, Maruyama Y, Andoh A, Tsujikawa T, Fujiyama Y, Mitsuyama K, Sata M, Yamada M, Iwaoka Y, Kanke K, Hiraishi H, Hirayama K, Arai H, Yoshii S, Uchijima M, Nagata T, Koide Y.

[107] Springerplus. 2013 Dec;2(1):56. doi: 10.1186/2193-1801-2-56. Epub 2013 Feb 18. Curcumin: a new paradigm and therapeutic opportunity for the treatment of osteoarthritis: curcumin for osteoarthritis management. Henrotin Y[1], Priem F, Mobasheri A.

[108] Phytotherapy Research. 2012 Nov;26(11):1719-25. doi: 10.1002/ptr.4639. Epub 2012 Mar 9.A randomized, pilot study to assess the efficacy and safety of curcumin in patients with active rheumatoid arthritis. Chandran B[1], Goel A.

[109] Food and Chemical Toxicology. 2014 Jul;69:182-201. doi: 10.1016/j.fct.2014.04.016. Epub 2014 Apr 18.Protective effect of curcumin against heavy metals-induced liver damage.García-Niño WR[1], Pedraza-Chaverrí J[2].

[110] European Journal of Cancer Prevention. 2011 Mar;20(2):123-31. Curcumin prevents DNA damage and enhances the repair potential in a chronically arsenic-

neurodegenerativas como la enfermedad de Alzheimer. Mejora la función del hígado ayudándolo a eliminar toxinas, protege el sistema cardiovascular[111], y ayuda a disminuir los niveles de colesterol.

La cúrcuma se puede encontrar como suplemento alimenticio en cápsulas o tabletas, sin embargo, las tabletas sólo contienen curcumina, que es sólo una de las muchas potentes moléculas contenidas en la cúrcuma entera, es la que le confiere el color amarillo, pero se han hecho estudios en los cuales se remueve la curcumina de la cúrcuma y se ha encontrado que aun la cúrcuma libre de curcumina tiene propiedades antiinflamatorias y anticancerigenas[112]; por lo tanto, lo que yo hago es comprar las raíces, las cuales se pueden encontrar en el supermercado, (son muy similares al jengibre pero de color anaranjado) y las agrego en los jugos de vegetales, sólo un pedacito por su fuerte sabor; también se consigue en forma de polvo en la sección de especias, es un polvo de color amarillo que se puede utilizar en la cocina diaria, esta especia se encuentra en las mezclas de curry y es la que le confiere su color característico a los platillos de la cocina India. Finalmente, es más seguro consumir la cúrcuma entera en la cocina que usarla en forma de suplementos, debido a que los suplementos pueden contener dosis muy altas, para ser usadas de forma terapéutica; de hecho, hay contraindicaciones para usarla, mujeres embarazadas, personas con

---

exposed human population in West Bengal, India. Roy M[1], Sinha D, Mukherjee S, Biswas J.

[111]N Akazawa, Y Choi, A Miyaki, Y Tanabe, J Sugawara, R Ajisaka, S Maeda. Curcumin ingestion and exercise training improve vascular endothelial function in postmenopausal women. Nutrition Research. 2012 Oct;32(10):795-9. doi: 10.1016/j.nutres.2012.09.002.

[112] Molecular Nutrition and Food Research. 2013 Sep;57(9):1529-42. doi: 10.1002/mnfr.201200838. Epub 2013 Jul 12. Curcumin-free turmeric exhibits anti-inflammatory and anticancer activities: Identification of novel components of turmeric. Aggarwal BB[1], Yuan W, Li S, Gupta SC.

obstrucción del tracto biliar[113] y personas con tendencia a formar cálculos renales[114], no deben consumir altas cantidades de la especia, o tomar los suplementos sin prescripción médica.

Las dosis utilizadas en los alimentos no llegarán a ser tan grandes como las dosis usadas terapéuticamente, además de que los compuestos medicinales son metabolizados rápidamente fuera de nuestro cuerpo, por lo tanto, al utilizar la cúrcuma de manera culinaria, se recomienda mezclarla con pimienta negra[115] porque esta especia potencia su acción y retrasa su eliminación, el polvo de curry, de hecho, contiene también pimienta negra. Y sólo porque poco es bueno, entonces mucho es mejor, no es el caso de la cúrcuma usada de manera terapéutica. *En la alimentación se puede usar hasta una cucharadita de cúrcuma al día, las dosis que han sido estudiadas terapéuticamente van de menos de 1/16 de cucharadita hasta 2 cucharadas por alrededor de un mes, y en los estudios clínicos se ha llegado a utilizar la cantidad contenida en tazas de la especia, alrededor de 100 veces más de lo que se podría consumir en la alimentación, aun sin provocar efectos colaterales, al menos a corto plazo. Pero si se combinan la dosis alta de curcumina mas el aumento a la biodisponibilidad que confiere la pimienta negra, eso puede llegar a ser el equivalente de consumir 29 tazas de cúrcuma al día, y eso puede provocar que los niveles en sangre de curcumina*

---

[113] Alimentary Pharmacology and Therapeutics. 1999 Feb;13(2):245-9. The effect of curcumin and placebo on human gall-bladder function: an ultrasound study. Rasyid A[1], Lelo A.

[114] Plant Foods for Human Nutrition. 2012 Jun;67(2):186-90. doi: 10.1007/s11130-012-0278-0. Total and soluble oxalate content of some Indian spices. Ghosh Das S[1], Savage GP.

[115] Planta Medica. 1998 May;64(4):353-6. Influence of piperine on the pharmacokinetics of curcumin in animals and human volunteers. Shoba G[1], Joy D, Joseph T, Majeed M, Rajendran R, Srinivas PS.

aumenten tanto que se empieza a ver daño significativo al ADN, por lo menos in vitro.[116]

Finalmente, como mencioné anteriormente, una alimentación basada en plantas va a resolver los problemas de colesterol y triglicéridos elevados en sangre, problemas del metabolismo del azúcar en sangre, entre otros, problemas por los que se podría querer buscar medicina natural, lo ideal es eliminar los problemas, no tratar de buscar soluciones aisladas, mientras se sigue con el mismo estilo de alimentación que los provoca en primer lugar; hay que mejorar la salud haciendo cambios en la alimentación y estilo de vida primero.

GERMINADOS

Si no tiene tiempo para hacer y atender un jardín de vegetales, pero quiere comer los alimentos más frescos posibles, no tiene que gastar una fortuna en el supermercado, lo único que tiene que hacer es conseguir unos frascos de vidrio, un trozo de tela de mosquitero o manta, unas ligas y semillas, muchas semillas, y estas son muy económicas. El proceso para hacer germinados no es nada difícil y los resultados son sorprendentes.

Primero las semillas, estas puede conseguirlas en las tiendas donde venden productos a granel, lo único importante es asegurarse de que sean crudas ya que las semillas de girasol, por ejemplo, a menudo las venden tostadas y con sal, esas por lo tanto ya no tienen el potencial de germinar. Las más nutritivas y recomendables son las siguientes:

Leguminosas

1. Alfalfa
2. Trébol
3. Fenogreco

---

[116] Extracto tomado de la página Nutritionfacts.org, Who shouldn't consume curcumin or turmeric?

4. Lentejas
5. Frijol verde chino o mungo (ese es el que venden en las tiendas como germinado de soya)

Familia del repollo

1. Arúgula
2. Brócoli
3. Mostaza
4. Repollo
5. Col rizada
6. Rábano

Cereales

1. Amaranto
2. Quínoa
3. Alforfón
4. Mijo
5. Centeno

Oleaginosas

1. Semilla de girasol
2. Semilla de calabaza
3. Ajonjolí

Semillas de especias o plantas medicinales

1. Anís
2. Albahaca
3. Cilantro
4. Hinojo
5. Eneldo

Nutrientes contenidos en algunos germinados

Germinado de alfalfa:
Contienen un 35% de proteínas, vitaminas A, B, C, E, K, minerales como el calcio, magnesio, potasio, hierro, zinc, contienen clorofila y betacaroteno.

Germinado de alforfón:
15% de proteínas, vitaminas A, C y E, calcio, lecitina.

Germinado de trébol:
30% de proteínas, vitaminas A, B, C, E, calcio, magnesio, potasio, hierro, zinc y trazas de elementos.

Germinado de fenogreco:
30% de proteína, vitamina A, hierro, niacina, calcio y es una excelente ayuda digestiva.

Germinado de Lenteja:
25% de proteína, vitaminas A, B, C, E, hierro, calcio, fósforo.

Germinado de frijol mungo:
20% de proteína, vitaminas A, C, E, hierro, potasio.

Germinado de rábano:
Vitamina C, potasio, clorofila.

Germinado de semillas de girasol:
Vitaminas del complejo B, vitamina E, calcio, hierro, fósforo, potasio, magnesio, clorofila.

Germinado de centeno:
15% de proteína, vitaminas del complejo B, vitaminas C y E, magnesio, fósforo, acido pantoténico y carbohidratos.

El proceso para hacerlos es de hecho muy sencillo, y como le dije antes es muy económico, y es lo más fresco que pueda comer. No tiene que invertir en bolsas especiales para germinar, de hecho no se las recomiendo mucho ya que se pueden enmohecer fácilmente, lo mejor es usar frascos de vidrio. Incluso aquí no tiene que invertir, seguramente tiene frascos de vidrio de boca ancha en su cocina, entre más grande mejor. Lo único que tiene que comprar es tela de manta de la más fina o de la usada para exprimir quesos o, mejor aún, tela de mosquitero y ligas que sean lo suficientemente grandes como para poder acomodarse en la boca de los frascos de vidrio que tiene. Así que una vez que ya consiguió todos sus utensilios, el proceso es el siguiente:

1. Lo primero que tiene que hacer es limpiar las semillas, especialmente si las compró a granel, ya que seguramente ¡no quiere encontrarse con una piedra mientras come su ensalada de germinados! Una vez que separó las semillas, enjuáguelas unas 2 ó 3 veces, o hasta que el agua salga clara.
2. Posteriormente debe dejar remojando las semillas alrededor de 4 a 6 horas.
3. Pasado este tiempo, enjuague las semillas hasta que el agua salga limpia ya que a menudo, en el primer y segundo enjuague encontrará un poco de espuma en el agua.
4. Ahora es el momento de buscar su trozo de tela y la liga, ajústelos en la boca del frasco y escoja un lugar que reciba luz indirecta y que esté bien aireado. Lo ideal es usar un escurridor de trastes para poder acomodar sus frascos ya que los tiene que poner bocabajo y dejarlos escurrir.
5. Lo último que necesita hacer es enjuagar sus semillas unas dos veces al día, una por la mañana y otra por la tarde. Si no lo hace, lo más seguro es que se agrien y entonces no los podrá comer.

6. Después de unos 2 a 3 días tendrá unos germinados frescos y listos para comer; puede entonces colocar la tapa del frasco y guardarlos en el refrigerador, si no los tapa se deshidratarán.

Algunas semillas germinan más rápido que otras, por ejemplo, las semillas de quínoa son muy fáciles y rápidas para germinar, de hecho, después de sólo un día ya pueden ser usadas; otras como por ejemplo los frijoles mungo tardan alrededor de 3 días, estos incluso crecen un par de hojas, y si los expone al sol toman un color verde precioso. Cuando hace germinados de esta manera lo que estará comiendo es la pequeña plantita con todo y raíz, ya verá que si los deja crecer un poco más van a crecer un par de hojas. Si ve unos pequeños filamentos creciendo a partir de esa raíz no significa que se echaron a perder, esos filamentos son los que ayudan a la raíz a sujetarse a la tierra, en este caso al trozo de tela, y son perfectamente seguros para comer.

Cuando no querrá usarlos es cuando se vean mohosos, o tengan mal olor. Si las semillas son muy frescas no tendrá problemas para hacer sus germinados, sin embargo, si las semillas ya son viejas a menudo no germinan tan rápido o no germinan del todo y entonces se echan a perder. Busque entonces otra fuente de semillas. Además, es importante saber que los germinados que venden en los supermercados pueden estar contaminados con bacterias, por lo tanto, desinfecte sus germinados como lo hace con cualquier lechuga del supermercado. Y una última recomendación es: mejor evite los germinados que se encuentran en las fuentes de ensaladas en los restaurantes, porque puede ser que no hayan sido desinfectados.

BROTES

Existe otro método para hacer germinados para el cual se necesitan unas bandejas con orificios pequeños en el fondo, tierra para macetas y semillas. Con suerte ni siquiera tiene que invertir en las bandejas, yo las mías las conseguí en una tienda departamental que vende flores y plantas; los empleados tiran las bandejas de carga de las plantas así que al igual que yo, las puede conseguir regaladas. En lo único que sí tiene que invertir es en la tierra y en las semillas. Mediante este método obtendrá brotes, estos, a diferencia de los germinados que sólo son crecidos con agua y aire, crecen en la tierra formando una alfombra verde compacta la cual puede ser cosechada en alrededor de tres a cuatro días. Los germinados constan de la raíz y dos pequeñas hojas las cuales son, en realidad, los cotiledones. Los brotes constan de la raíz, la cual no es consumida porque está debajo de la tierra, tallo y cotiledones. La manera de cosecharlos es con un par de tijeras afiladas. Estos lucen preciosos en sus charolas, en donde pueden ser mantenidos perfectamente un par de días más para cosecharlos justo cuando se vayan consumir. Lo único que se tiene que hacer es regarlos. El proceso para preparar las charolas para brotes es el siguiente:

1. Si encuentra charolas que tengan los orificios del tamaño justo para que la tierra no se salga ¡está de suerte! si no es así entonces tendrá que poner un trozo de cartón del tamaño del fondo de la charola, en el caso de que los orificios sean muy grandes, o hacer orificios en el caso de que la charola no los tenga.
2. Llene su charola con tierra y use sus manos o una pequeña pala para alisar la superficie. Moje la tierra.
3. Esparza las semillas, tienen que ser suficientes para formar una alfombra verde, pero no las ponga con tan poco espacio que no les permita crecer; después con su mano presiónelas sobre la tierra.
4. En seguida debe colocar una servilleta cubriendo la totalidad de las semillas, de preferencia busque las que no tengan colorantes y, si puede, incluso busque las que no vengan tratadas con químicos, se pueden encontrar servilletas recicladas las cuales tienen un color café claro, esas son las ideales. Una vez colocada la servilleta empápela con agua.

5. Riegue todos los días para mantener húmeda la servilleta y la tierra, y cuando vea que la servilleta empieza a tener pequeños bultos que sobresalen es momento de retirarla.
6. De ahí en adelante solo hay que regar las pequeñas plantas y cosecharlas cuando las necesite. Lo ideal es que sean mantenidas en un lugar donde les dé un poco de sol para que adquieran su color verde y se carguen de clorofila.

Un punto importante aquí es que los mejores brotes que se pueden hacer son los de brócoli, son muy fáciles y son de los más nutritivos, otros con los que tendrá mucho éxito son los de mostaza, amaranto, cilantro, albahaca, espinaca y trébol. Un caso especial es el del alforfón o trigo sarraceno, ya que a menudo este es usado para hacer germinados, los cuales son muy nutritivos y son usados para hacer panes sin gluten, bases para pizza, granola, etcétera; sin embargo, sus brotes pueden llegar a ser tóxicos, especialmente si se usan para hacer jugo, así que ¡no haga brotes de alforfón!

Anímese, diviértase y nútrase haciendo infinidad de germinados y brotes, ya que, de entre todos los superalimentos, estos son los más frescos y económicos.

GOJI BERRIES

Las Goji berries son el fruto de arbustos pertenecientes a la familia de las solanáceas, la cual incluye a la papa, el tomate, la berenjena, los pimientos, entre otras. Últimamente han tomado fama por sus múltiples beneficios a la salud, desgraciadamente son comercializadas en forma de jugo, el famoso jugo Goji, el cual no recomiendo, la razón es que es un alimento procesado, y a menudo viene endulzado con azúcar o rebajado con jugos de otras frutas. Estas no son encontradas frescas fuera del área donde se producen, por lo tanto, sólo se pueden encontrar deshidratadas, y aun así es bueno buscarlas sin azúcar añadida. La buena noticia es que la planta que las produce no es muy demandante, así que si consigue un lugar que se las pueda proporcionar, trate ser jardinero y ¡crezca sus propias Goji berries!

Volviendo a las goji deshidratadas, que son como uvas pasa de color rojo, estas son una excelente opción, sin embargo son muy, muy caras. La buena noticia es que en los mercados de comida asiática se pueden encontrar como lycium berries a una fracción del costo, incluso más baratas que las uvas pasa. [117]

Se ha encontrado que estas pequeñas frutas refuerzan el sistema inmune. Hay tres componentes principales que favorecen esta acción, los polisacáridos, los beta carotenos y el germanio. Los polisacáridos son bien conocidos por sus propiedades para reforzar el sistema inmune, mientras que los beta carotenos parecen elevar los niveles de interferón, al igual que el germanio, el cual también se ha encontrado efectivo para el tratamiento de algunos tipos de cáncer. Los sesquiterpenoides encontrados en esta fruta, los cuales son compuestos químicos propios de la planta para actuar como antibióticos en la presencia de microbios, y como inhibidores de la alimentación de herbívoros oportunistas, son poderosos secretagogos, estimulando la secreción de la hormona del crecimiento por la glándula pituitaria. Debido a que es la única fuente alimentaria natural de secretagogos y por su elevado contenido vitamínico y mineral, las Goji berries son consideradas un alimento para la longevidad. De hecho, en la medicina tradicional china, las goji son prescritas para preservar la vista en los ancianos, ya que contienen nutrientes importantes para la salud ocular entre los que se encuentran las zeaxantinas y la luteína[118]; cabe notar que para mejorar la absorción de

---

[117] O. Potterat. Goji (lycium barbarum and l. chinense): Goji (Lycium barbarum and L. chinense): Phytochemistry, pharmacology and safety in the perspective of traditional uses and recent popularity. Planta Medica., 76(1):7{19, 201*0.*

[118] Optometry and Vision Science. 2011 Feb;88(2):257-62. doi: 10.1097/OPX.0b013e318205a18f. Goji berry effects on macular characteristics and plasma antioxidant levels. Bucheli P[1], Vidal K, Shen L, Gu Z, Zhang C, Miller LE, Wang J.

los betacarotenos presentes en las goji berries se recomienda consumirlas con oleaginosas, por lo tanto se pueden preparar en una mezcla con diversas nueces para usarlas como "trail mix" (mezcla de frutos secos).

MACA

Recientemente ha tomado mucha fama esta raíz cultivada en el Perú perteneciente a la familia del repollo, está relacionada por lo tanto con el brócoli, la coliflor, el rábano, las colecitas de Bruselas y otras plantas de la misma familia. Se la considera un adaptogénico, es decir, una sustancia que puede ayudar al cuerpo a adaptarse a su entorno, ya sea este de mucho estrés, mucho ejercicio, cansancio, cambios estacionales, etcétera. Los adaptogénicos logran lo antes mencionado al ayudar al organismo a realizar varias funciones como son:

- Apoyar la función adrenal, mejorando los efectos adversos provocados por el estrés.
- Permitir que las células del cuerpo tengan acceso a mayor energía.
- Ayudar a las células a eliminar las toxinas producidas por los procesos metabólicos.
- Ayudar al cuerpo a utilizar el oxígeno de forma eficaz.
- Potenciar y acelerar la regulación apropiada de los ritmos biológicos.
- Ayudar en la construcción de tejidos.

(Estas características pertenecen a los adaptogénicos en general, de los cuales existen varios, no sólo la maca).

Se dice que la maca, al trabajar con los ritmos naturales del cuerpo ayuda a reparar los sistemas inmunes debilitados, a remineralizar el cuerpo y a incrementar la energía. Pero, el efecto por el que este superalimento es más conocido, es el de actuar como regulador del sistema endocrino del cuerpo, es decir, el que produce las hormonas que hacen funcionar nuestro organismo. Se ha encontrado que los nutrientes específicos que presenta esta raíz actúan de manera directa sobre este delicado sistema, por lo tanto, ayuda a regular el metabolismo, los niveles de energía, el crecimiento, el desarrollo sexual y el sentido de bienestar.

Otros efectos que se le atribuyen a esta raíz son:

- Aumenta la energía y el rendimiento
- Aumenta la fuerza
- Mejora la función sexual en hombres y mujeres
- Reduce la disfunción hormonal durante la menopausia y la andropausia
- Puede ayudar a regular los trastornos hormonales
- Tiene acciones benéficas sobre el sistema circulatorio
- Mejora la memoria, el aprendizaje y la habilidad mental
- Actúa como anti carcinógeno y antioxidante
- Ayuda a construir músculo
- Fortalece huesos y dientes

Entre los nutrientes que contiene se encuentran:

- Vitaminas B1 y B2
- Alcaloides propios llamados macaina 1, 2, 3 y 4 que son los responsables de activar los reguladores hormonales localizados en el cerebro
- Proteína
- Fibra
- Carbohidratos
- Taninos útiles en el tratamiento de la diarrea.
- Ácidos grasos esenciales
- Minerales como el sodio, calcio, bismuto, potasio, cobre, fósforo, hierro, manganeso, silicio, magnesio y zinc

- 18 aminoácidos
- Glucosinolatos, almidones, y los compuestos aromáticos isotiocianatos
- Esteroles

Este superalimento ha sido utilizado medicinalmente por siglos en Sudamérica para mejorar la fertilidad en humanos. Históricamente ha sido usado para una variedad de propósitos, incluyendo balancear las hormonas, la función tiroidea, la función sexual, para controlar el síndrome premenstrual y la menopausia. Un estudio reciente probó la efectividad de la maca en el tratamiento de mujeres con amenorrea debido a estados hipoestrogenicos y falla ovárica prematura. Los alcaloides que contiene la planta actúan sobre dos importantes glándulas en el cerebro, el hipotálamo y la pituitaria, estimulando la producción de las hormonas ováricas.[119]

También se la conoce como Ginseng peruano, aunque no tiene relación con el Ginseng. Se puede encontrar en forma de tabletas o de polvo. Este último se utiliza como alimento así que lo puede agregar a los platillos de vegetales o a las sopas. Algunos recomiendan mezclarlo con jugo de frutas, pero debido a que su sabor es fuerte puede no ser una muy buena idea, además, siempre que yo lo hice así me provocaba molestias gastrointestinales, quizá debido a que su contenido de carbohidratos es elevado y no combina bien con el jugo de fruta. Así que si no le gusta el sabor puede consumir las tabletas.

NONI

Este es un caso parecido al de la chlorella y la espirulina, el jugo noni tomó mucha fama hace unos años, puesto que cada parte del árbol que la produce *Morinda citrifolia* y la fruta tienen múltiples beneficios

---

[119] Tori Hudson, N.D., Women's Encyclopedia of Natural Medicine: Alternative Therapies and Integrative Medicine for Total Health and Wellness

a la salud, son usados principalmente en la medicina India para tratar muchos padecimientos, sin embargo, se han disparado las alarmas, puesto que los jugos (que finalmente son procesados y contienen muchos otros ingredientes, aparte de lo que puedan contener de jugo de la fruta noni) se han asociado con algunos casos de toxicidad al hígado[120]. Al respecto ya se ha hecho un estudio probando la toxicidad del jugo, y se ha concluido que no se ha podido establecer como causa de hepatitis la ingestión del jugo noni. Para evitar las múltiples variables que se encuentran en las diversas variedades comerciales del jugo, se usó la pulpa de la fruta entera, y esta no causo cambios histopatológicos o evidencia de cambios dependientes de la dosis, en las pruebas de función hepática[121]. Desgraciadamente, el noni se volvió un negocio de compañías multinivel, y como en realidad no sabemos qué procesos o qué ingredientes sean usados en su producción, mi recomendación es que busquemos mejorar nuestra salud con un cambio de estilo de vida, que consumamos nuestros antioxidantes de otras fuentes más confiables y que tengamos a la mano, que busquemos mejorar nuestra salud integral.

TE VERDE

Es conocido mundialmente por sus diversos efectos terapéuticos, y tiene toda una historia de uso seguro, actualmente sólo existe una consideración para su consumo, de la cual hablaré más adelante. Sus polifenoles son antioxidantes, incluso algunos estudios han demostrado que son más potentes para suprimir los radicales libres que las vitaminas C o E, 40 minutos después de haber consumido té verde, se obtiene un pico de poder antioxidante en la sangre, este

[120] Digestion. 2006;73(2-3):167-70. Epub 2006 Jul 11.Hepatitis induced by Noni juice from Morinda citrifolia: a rare cause of hepatotoxicity or the tip of the iceberg? Yuce B[1], Gulberg V, Diebold J, Gerbes AL

[121] The Journal of Toxicollogical Sciences. 2009 Oct;34(5):581-5. Hepatotoxicity and subchronic toxicity tests of Morinda citrifolia (noni) fruit. West BJ, Su CX, Jensen CJ.

aumento puede, a su vez, disminuir el daño oxidativo al ADN, y por lo tanto disminuir el riesgo de desarrollar cáncer.[122] Su consumo está asociado con un menor riesgo de desarrollar enfermedad cardiaca, accidente cerebrovascular,[123] y muerte prematura en general. Se ha empezado a estudiar su papel en el tratamiento del cáncer, y ya existen algunos datos promisorios, como por ejemplo que su aplicación tópica como complemento a beber el té, puede ayudar a frenar la transformación de lesiones precancerosas en la boca hacia cáncer de boca[124], y también se observó que la recurrencia de pólipos cancerosos en el colon fue menor en un grupo de estudio al que se le suplemento con té verde[125]. Además, se ha observado que el consumo de té verde ayuda a prevenir la recurrencia del cáncer de seno.[126] Es un estimulante por su contenido de cafeína, sin embargo contiene menor concentración que el café, mientras que una taza de café puede contener entre 60 y 120 miligramos de cafeína, una taza de té verde contiene entre 10 y 15 miligramos.

---

[122] Nutrition and Cancer. 1999;34(1):83-7. Consumption of green tea causes rapid increase in plasma antioxidant power in humans. Benzie IF[1], Szeto YT, Strain JJ, Tomlinson B.

[123] European Journal of Cardiovascular Prevention and Rehabiitationl. 2008 Jun;15(3):300-5. doi: 10.1097/HJR.0b013e3282f4832f. The acute effect of green tea consumption on endothelial function in healthy individuals. Alexopoulos N[1], Vlachopoulos C, Aznaouridis K, Baou K, Vasiliadou C, Pietri P, Xaplanteris P, Stefanadi E, Stefanadis C.

[124] Proceedings of the Society for Experimental Biology and Medicine. 1999 Apr;220(4):218-24. The chemopreventive effects of tea on human oral precancerous mucosa lesions. Li N[1], Sun Z, Han C, Chen J.

[125] Cancer Epidemiology, Biomarkers and Prevention. 2008 Nov;17(11):3020-5. doi: 10.1158/1055-9965.EPI-08-0528. Green tea extracts for the prevention of metachronous colorectal adenomas: a pilot study. Shimizu M[1], Fukutomi Y, Ninomiya M, Nagura K, Kato T, Araki H, Suganuma M, Fujiki H, Moriwaki H.

[126] Breast Cancer Research and Treatment. 2010 Jan;119(2):477-84. doi: 10.1007/s10549-009-0415-0. Epub 2009 May 13. Green tea consumption and breast cancer risk or recurrence: a meta-analysis. Ogunleye AA[1], Xue F, Michels KB.

Puede ayudar a reducir los niveles de colesterol malo, y debido a sus propiedades antioxidantes evita la oxidación del colesterol. Reduce la formación de coágulos sanguíneos, disminuye los niveles de azúcar en sangre y tiene ligeros efectos antibióticos frente a ciertas bacterias y virus. Además siempre es recomendado en las dietas para bajar de peso. Mi opinión es que no debe ser buscado como remedio para bajar de peso, sino que debe ser incluido en un plan de vida integral completamente sano como un suplemento para el mayor bienestar posible.

Una consideración importante es que el té verde proveniente de China presenta contaminación por plomo; de entre todas las variedades de té, que son el té negro, el oolong, el verde y el blanco, las variedades que mas plomo contienen son el negro y el oolong, puesto que para este té se usan las hojas maduras, los que presentarán menos concentración de plomo son el té verde y el té blanco. Busqué las dosis máximas de té que se pueden consumir, así como las contraindicaciones, y esto es lo que encontré: *si no estás embarazada, y sólo bebes el té (no comes las hojas molidas que se conocen como te matcha en polvo) puedes consumir hasta tres tazas al día, mas de eso excedería el límite de seguridad del plomo... en el caso de los niños no es recomendable que beban té negro por el contenido de cafeína, ni que consuman el té en polvo, la consideración en ellos es en realidad por el contenido de cafeína... en el caso de las mujeres embarazadas pueden consumir una taza de té verde al día, pero no se recomienda que consuman té negro.*

A diferencia del té verde proveniente de China, el que proviene de Japón tiene mucha menor contaminación por plomo, por lo tanto es una fuente más segura.

Esta es, en resumen, la lista de los superalimentos que considero que pueden tener un valor en la nutrición adecuada, sin embargo, con esto no quiero decir, que si tenemos malos hábitos alimenticios y de vida, el agregar estos súper alimentos nos va a poner sanos. Eso es lo que nos gustaría escuchar, y eso es lo que nos venden en la televisión, todos esos productos que prometen que si los tomamos nos van a curar todas las enfermedades o nos van a rejuvenecer; simplemente no funcionan de esa manera. Como mencioné antes, yo no me considero sana sólo porque tomo muchos jugos de vegetales sino porque además de eso no consumo procesados ni chatarra, productos de origen animal, colorantes artificiales y muchos otros ingredientes dañinos para la salud, además tengo un estilo de vida sano, me gusta hacer ejercicio, me gusta moverme, y por supuesto que eso es consecuencia de llevar un alimentación basada en plantas.

Además, estos superalimentos pueden tener un precio elevado en el mercado, por lo que muchas personas los pueden considerar un lujo, y puede que tengan razón. Aunque considero que estos pueden agregarse a la alimentación para mejorarla, su ausencia de una buena alimentación balanceada no significa que su salud no mejorará. Además, ¿sabe cuáles son los mejores superalimentos? Como mencioné al inicio del capítulo, son los que pueden crecer en su propio patio o jardín, no importa el tamaño que tenga, pueden crecer inclusive en macetas, charolas o hasta en pequeños frascos de vidrio. Esa gama de superalimentos puede ir desde grandes coles rizadas plantadas en la tierra, hasta pequeños germinados de alfalfa crecidos en la cocina. Le invito de verdad a que lo intente y vea la magnificencia de la vida. Porque no hay nada más fresco que eso. Directamente de su jardín (o cocina) a su mesa.

SUPLEMENTOS ALIMENTICIOS

VITAMINA B12

Como les mencioné anteriormente, existe mucha controversia acerca de si la vitamina B12 debe suplementarse en los veganos, pero creo que este tema se ha convertido en controversia simplemente porque muchas personas que siguen una dieta vegana cruda claman no necesitar suplementos alimenticios o simplemente no quieren introducir en sus cuerpos nada “artificial”, sin embargo, como ya mencioné anteriormente, la evidencia sugiere lo contrario. Mi experiencia fue que, alrededor de 3 años y medio después de haberme vuelto vegetariana, desarrollé una deficiencia de la vitamina, por lo tanto, empecé a tomar un suplemento. Aunque en muchos blogs veganos se puede leer que no es necesario hacerse ningún análisis de sangre una vez que uno se convierte al veganismo, porque ya la salud está al máximo, o que no se necesita tomar ningún suplemento alimenticio, es mejor ir por el lado seguro y volverse a la ciencia, *si tiene duda de si debe tomar o no un suplemento, debe consultar con su doctor, para que él le indique los análisis necesarios para ver los niveles de la vitamina en su suero sanguíneo; recuerde que la deficiencia de esta importante vitamina puede desarrollarse aun en personas que consumen productos de origen animal.*

Pero, ¿por qué es tan importante esta vitamina? Porque su deficiencia puede traer consigo cambios destructivos que pueden llegar a ser irreversibles en el organismo, ya que es esencial para la maduración de los glóbulos rojos y para la síntesis de la mielina que es la vaina que recubre las fibras nerviosas. La deficiencia de vitamina B12 provoca la anemia megaloblástica, en la cual se observan glóbulos rojos engrandecidos e inmaduros, también se presenta parestesia (adormecimiento, hormigueo) en pies y manos, incapacidad para mantener el equilibrio al caminar, debilidad y fatiga excesiva, estremecimiento y pérdida del sentido de posición, ciclos menstruales irregulares, y un conjunto de desordenes psiquiátricos, incluyendo desorientación, depresión, animo inestable, irritabilidad, pérdida de la memoria y demencia. Los niveles bajos de vitamina B12 fueron asociados con un deterioro cognitivo más rápido en adultos mayores, lo cual indica la necesidad de vigilar a ese grupo de población para tratar las deficiencias.[127] La vitamina B12 y el folato pueden estar involucrados en el desarrollo de la enfermedad de Alzheimer, por lo tanto es importante monitorear la concentración de ambas vitaminas en el suero del paciente anciano para prevenir el desarrollo de la enfermedad.[128]

Además, en otro estudio se observó un incremento tres veces mayor en el riesgo del desarrollo de defectos del tubo neural en los bebés de madres con niveles bajos de vitamina B12, por lo que se concluyó que se necesita considerar la necesidad de añadir suplementos de vitamina B12 a los suplementos de acido fólico recomendados durante el embarazo.[129]

En cuanto a ¿quiénes están en riesgo de padecer deficiencia? un estudio encontró que los sujetos con una dieta vegetariana estricta, y en un menor grado, los lacto-vegetarianos y los ovo-lacto-vegetarianos presentaron características que indicaban deficiencia de vitamina B12, por lo cual concluyeron que este grupo de población debe ser monitoreado para evitar los efectos dañinos que pueden surgir de esa deficiencia.[130]

Sin embargo, no solamente los vegetarianos están en riesgo de padecer una deficiencia, ya que una persona no vegetariana puede tener problemas para absorber la vitamina, dando como resultado una deficiencia. Entre las causas de una mala absorción de la vitamina están:

- Pacientes bajo tratamiento para úlceras gástricas o enfermedad de reflujo gastroesofágico; un estudio demostró que la terapia con

---

[127] American Journal of Clinical Nutrition, Vol. 86, No. 5, 1384-1391, November 2007.
[128] Neurology 2001;56:1188-1194
[129] Vitamin B12 and the Risk of Neural Tube Defects in a Folic-Acid-Fortified Population Epidemiology: May 2007 - Volume 18 - Issue 3 - pp 362-366
[130] American Journal of Clinical Nutrition, Vol. 78, No. 1, 131-136, July 2003

omeprazol disminuyó la absorción de vitamina B12.[131]

- Uso prolongado de medicamentos antiácidos.
- Deficiencia de factor intrínseco por causa de envejecimiento; un estudio concluyó que existe una alta prevalencia de deficiencia de vitamina B12 y folato en las personas de edad avanzada.[132]
- Deficiencia a causa de gastritis, por la remoción de una parte del estómago por cirugía, o por falta de acido clorhídrico en el estómago.
- Enfermedad pancreática que reduce la cantidad de calcio libre en el íleon.
- Resección del íleon o ileítis.
- Mal absorción en pacientes con enfermedad celiaca.
- Mal absorción o falta de utilización de la vitamina por el uso de ciertos medicamentos o incremento en la excreción de la vitamina por alto consumo de alcohol (el alcoholismo puede enmascarar una deficiencia debido a que el hígado dañado libera vitamina B12 hacia la sangre).
- Competencia por el uso de la vitamina por parásitos o bacterias intestinales.
- Hipotiroidismo.

Los suplementos de vitamina B12 pueden venir en una de varias formas activas de la vitamina, como la cianocobalamina, metilcobalamina o hidroxicobalamina. De hecho, ese es el origen de la confusión acerca de si los productos vegetales como las algas marinas, el miso, tempe, levadura nutritiva o la espirulina contienen vitamina B12, ya que a menudo estos alimentos la contienen solo que en formas análogas que no son absorbidas por el ser humano.

---

[131] Annals of Internal Medicine, February 1, 1994 vol. 120 no. 3 211-215

[132] Age and Ageing 2004; 33: 34-41, 2004. British Geriatrics Society

Existen suplementos en forma de tabletas, gotas sublinguales o ampolletas inyectables. Un estudio demostró que 2000 mcg al día de cianocobalamina por vía oral, fue igual de efectiva que 1000 mcg inyectados intramuscularmente al mes. Otro estudio demostró que la absorción de los suplementos en forma de tableta se mejoraba si los pacientes masticaban las tabletas, mientras que otro estudio demostró que el mantener las tabletas debajo de la lengua hasta que se disolvieran también mejoraba su absorción. Trabajando con su doctor puede determinar qué es lo que mejor le funciona.

Si es usted vegetariano o aun si no lo es, puede tomar en cuenta estas 3 recomendaciones en cuanto a la ingestión de la vitamina B12:

1. Comer alimentos fortificados, en este caso serian necesarias tres porciones al día que contengan al menos 25% del valor diario recomendado en su etiqueta.
2. Tomar un suplemento diario que contenga 250 microgramos.
3. Tomar un complemento semanal que contenga por lo menos 2500 microgramos.

VITAMINA D

El tema de la vitamina D y su importancia para protegernos de enfermedades tales como el cáncer de colon, de seno, pancreático, ovárico, renal, de próstata, entre otros, además de enfermedades como la diabetes tipo 1, es actualmente un tema relativamente desconocido, la mayoría de las personas no ha escuchado hablar de él. Sin embargo, la evidencia de que optimizar los niveles de vitamina D le ayudará a prevenir el cáncer, la enfermedad cardíaca y otras enfermedades crónicas es enorme. Vamos primero a conocer qué es la vitamina D.

Para empezar no es una simple vitamina. La vitamina D, es el único sustrato conocido de una potente hormona neuroesteroide, pleiotropica (es decir, que sirve a muchos propósitos), reparadora y de mantenimiento, que tiene funciones reguladoras de los genes en el organismo. Se ha demostrado que la vitamina D influencia alrededor de 3,000 genes de los 30,000 presentes en el cuerpo humano, y los receptores que responden a esta vitamina han sido encontrados en casi todo tipo de célula humana, desde el cerebro hasta los huesos. Es producida en la piel a través de la radiación ultravioleta del 7-dehidrocolesterol,[133] el cual funciona como una pro-hormona, dando origen a, al menos, una hormona que juega un papel central en el metabolismo del calcio y del fosforo. La vitamina D3 es convertida a 25-hidroxivitamina D3 (25-OH-D3) en el hígado, este compuesto, el cual puede ser considerado como el mayor metabolito circulante de vitamina D no actúa directamente sino que es alterado en el riñón a 1-alfa, 25-hidroxivitamina D3.[134]

El organismo la produce bajo ciertas circunstancias. Esta vitamina es conocida como la "vitamina del sol" debido a que el organismo es capaz de producirla con una exposición adecuada al sol. Se dice que 10 a 15 minutos de exposición solar 3 veces por semana son suficientes para producir el requerimiento diario, sin embargo, muchos factores pueden interferir con la efectividad de este proceso. Veamos, es la radiación UVB la que produce la vitamina D en la piel, pero también es esta misma radiación la que produce la quemadura solar cuando uno se expone demasiado al sol, sin embargo, esta radiación no penetra muy profundo en la piel, y entre más oscuro sea el color de piel, o más bronceado se esté, menos cantidad puede penetrar, es decir, las personas de piel morena necesitan mayor exposición solar que las de piel blanca porque el color de la piel es determinado por la cantidad de melanina presente, el cual actúa como una barrera de protección solar natural; otros factores que impiden que la radiación UVB entre en la piel son las ventanas, las

---

[133] Overview of general physiologic features and functions of vitamin D. American Journal of Clinical Nutrition, December 1, 2004; 80(6): 1689 - 1696.

[134] Metabolism and mechanism of action of vitamin D. Annual Review of Biochemistry. January 1976 Volume: 45

cuales solo permiten que pase el 5%, y los bloqueadores solares, los cuales bloquean esta radiación drásticamente, cubrir con ropa el cuerpo también bloquea la radiación solar. Otro factor importante es la hora del día en la que uno toma el sol, ya que la radiación UVB no es constante y está influenciada por un gran número de factores, por ejemplo, la latitud en la que se vive (ya que la cantidad de sol que puede recibir una persona que vive en Alaska, es diferente a la cantidad que recibe una persona que vive en los trópicos), la estación (poca exposición durante el invierno), la presencia de nubes, la cual bloquea la radiación UVB, la contaminación (el smog puede bloquear la radiación UVB), la altitud (entre mas alto el lugar, mas UVB te alcanza), la edad de la persona (las personas mayores tienen menor eficacia para producir la vitamina D),[135] el color de la piel (los individuos con piel morena tienen una mayor dificultad para producir la vitamina) porque la melanina actúa como un bloqueador solar natural,[136] (por lo cual estos individuos requieren una mayor exposición al sol para lograr obtener los requerimientos adecuados de la vitamina). Otro factor importante, mencionado en algunos textos es, que al cuerpo le toma hasta 48 horas para absorber la vitamina D producida por exposición solar, por lo tanto, es necesario evitar lavar con agua y jabón el área expuesta, ya que el jabón removerá los aceites de la piel que contienen la vitamina D y esta no entrará al sistema. En resumen, en la actualidad, con el estilo de vida y de trabajo que la mayoría llevamos, no nos exponemos suficiente al sol, y por lo tanto no producimos la cantidad ideal de vitamina D que necesitamos, de hecho, estudios muestran que actualmente la deficiencia de vitamina D ha alcanzado proporciones epidémicas. Aunado a todos estos factores limitantes, actualmente existe un pánico generalizado al sol, el uso de bloqueadores solares es frecuente, y es usado aun para salir de casa y subirse rápido al carro, bajarse del

---

[135] Test Values and Treatment for Vitamin D Deficiency Dr. Mercola | February 23 2002

[136] Biological Research for Nursing October 2007 vol. 9 no. 2 117-129

carro y entrar rápido al trabajo. Mientras que sí hay que cuidarse del sol, es importante saber cómo hacerlo, hay que proteger la piel de la cara y el cuello con bloqueador solar, o con sombrero, en el caso de que no se quieran usar productos bloqueadores solares sobre la piel, y hay que proteger los ojos de la luz solar con gafas de sol.

NOTA: Es muy importante saber que **nunca** se debe tomar el sol hasta quemar la piel, la exposición debe ser gradual, las quemaduras solares están asociadas con un aumento del riesgo de padecer melanoma, que es el cáncer de piel más peligroso[137]. Se menciona que alrededor de 15 minutos es suficiente para las personas de piel blanca, las cuales necesitan exponer su piel menos tiempo que las personas de piel morena. El prologar la exposición solar más allá del límite seguro no aumenta la cantidad de vitamina D producida, sin embargo, sí puede ocasionar quemaduras de piel, envejecimiento prematuro, así como con la aparición del cáncer de piel.

LA VITAMINA D Y EL USO DE BLOQUEADORES SOLARES

Durante la exposición a la luz solar, los fotones ultravioleta B (290-315 nm) penetran en la piel en donde causan la fotólisis del 7-dehidrocolesterol convirtiéndolo en precolecalciferol, una vez formado, este pasa por un reacomodo de sus enlaces dobles para formar colecalciferol.[138] En otras palabras, para la formación de la vitamina D es necesario que los rayos ultravioleta B toquen la piel. Actualmente muchas personas tienen una deficiencia de vitamina D debido al uso de bloqueadores solares o por llevar un estilo de vida que no los expone al sol, incluso los dermatólogos nos advierten contra la exposición de la piel al sol porque la radiación solar puede

---

[137] Annals of Epidemiology. 2008 Aug; 18(8): 614-627. Sunburns and risk of cutaneous melanoma, does age matter: a comprehensive meta-analysis. Leslie K. Dennis, M.S., Ph.D.,[1] Marta J. VanBeek, M.D., M.P.H.,[2] Laura E. Beane Freeman, Ph.D.,[1] Brian J. Smith, Ph.D.,[3] Deborah V. Dawson, Ph.D.,[3,4] and Julie A. Coughlin, M.P.H.[1]

[138] American Journal of Clinical Nutrition, Vol 61, 638S-645S

causar cáncer de piel; pero algo importante a tomar en cuenta es qué, mientras que la radiación solar puede causar el desarrollo de un cáncer de piel de tipo no melanoma, el cual es de tratamiento relativamente fácil, los científicos están perplejos porque estudios recientes han demostrado que la exposición solar está asociada con un aumento en la supervivencia en pacientes con melanoma,[139] que es el tipo de cáncer de piel más agresivo y cuya etiología es todavía incierta, o sea, que no se sabe qué lo causa. Más aun, un estudio determinó que no se encontró que el uso de bloqueadores solares protegiera contra el desarrollo del melanoma maligno, en lugar de eso, se encontró una relación inesperada entre el uso de bloqueadores solares y el riesgo de desarrollar un melanoma maligno.[140] Investigadores en Alemania concluyeron que los protectores solares no protegen contra el desarrollo del melanoma, probablemente debido a que su uso permite prolongar la exposición solar requerida para producir una quemadura solar, es decir que puede permitir una exposición prolongada a la radiación ultravioleta no filtrada.[141] Quizá esto tenga que ver también con que la mayoría de los bloqueadores solares contienen químicos tóxicos en su composición cuya seguridad es incierta, como las benzofenonas (las cuales producen radicales libres que reaccionan con otras moléculas y producen daño a las grasas, proteínas y al DNA de las células, el tipo de daño que produce envejecimiento prematuro y desarrollo de cáncer), los aminobenzoatos, acido paraaminobenzoico, cinamatos, entre otros.

Como conclusión a todo esto, los científicos sugieren que los dermatólogos y otros médicos deben reconocer que existe evidencia

---

139 Journal of the National Cancer Institute 2005 97(3):195-199
140 Melanoma Research February 1995 - Volume 5 - Issue 1p: 3-72
141 International Journal of Cancer Volume 61, Issue 6, pages 749–755, 9 June 1995

convincente de que el efecto protector de la radiación solar pesa más que sus riesgos mutagénicos.[142]

Según un estudio las mujeres con una mayor exposición solar del espectro UVB tuvieron solo la mitad de la incidencia de cáncer de seno comparadas con mujeres con una exposición solar baja[143], mientras que en otro estudio nacional, los hombres con mayor exposición solar del espectro UVB tuvieron solo la mitad de la incidencia de cáncer prostático fatal, también la exposición solar elevada estuvo asociada con una mortalidad 50% menor en pacientes con cáncer prostático. La exposición solar alta en la niñez y adolescencia estuvo asociada con una disminución similar en la incidencia de padecer cáncer prostático más adelante en la vida.[144]

Hoy incluso se considera una mala práctica o negligencia médica no optimizar los niveles de la vitamina D cuando se está tratando a alguien que ya padece cáncer. El Dr. Grant, un científico experto en la vitamina D, escribió en un artículo: "*Desde un punto de vista científico, la vitamina D reduce el riesgo de desarrollar muchos tipos de cáncer, pero también aumenta la supervivencia una vez que el cáncer ha alcanzado un estado detectable.*"

Como se puede deducir de todo lo anterior, la producción adecuada de vitamina D por nuestro cuerpo requiere de varios factores y su importancia para la salud es innegable, por lo tanto, se recomienda

---

[142] The challenge resulting from positive and negative effects of sunlight: How much solar UV exposure is appropriate to balance between risks of vitamin D deficiency and skin cancer? Progress in Biophysics and Molecular Biology Volume 92, Issue 1, September 2006, Pages 9-16

[143] John E, Schwartz G, Dreon D, Koo J. Vitamin D and breast cancer risk: The NHANES I epidemiologic follow-up study, 1971-1975 to 1992. Cancer Epidemiological Biomarkers and Prevention. 1999; 8:399-406.

[144] John EM, Schwartz GG, Koo J, Van Den Berg D, Ingles SA. Sun exposure, vitamin D receptor gene polymorphisms, and risk of advanced prostate cancer. Cancer Research. 2005; 65:5470-5479.

consumirla en la alimentación. Las fuentes alimentarias no son suficientes, por lo tanto, se hace la recomendación de incluir un suplemento alimenticio para poder elevar los niveles de la vitamina en sangre. Científicos y médicos de los Estados Unidos y Canadá recomiendan el consumo diario de 2000 IU de vitamina D3, que es la forma de la vitamina más efectiva en los humanos; después de muchos análisis y revisiones, se concluyó que esta dosis no tiene efectos adversos para la salud.[145] La optimización de los niveles de vitamina D es importante, porque los riesgos a la salud por su deficiencia son conocidos, las poblaciones que viven al nivel de latitud 30 o más en el hemisferio norte y sur, o quienes tienen un estilo de vida sin exposición solar, deben considerarse de alto riesgo de padecer cáncer de seno, colon, ovario y otros tipos de cáncer como resultado de una deficiencia de vitamina D.[146]

LA VITAMINA D EN EL EMBARAZO

Diversos estudios muestran que es importante tener niveles adecuados de esta vitamina durante el embarazo para prevenir ciertas condiciones en los bebés, por ejemplo, se observó que un aumento en el consumo de vitamina D durante el embarazo puede disminuir el riesgo de que el bebé presente sibilancias al respirar, las cuales se presentan en padecimientos como asma, bronquitis, bronquiolitis, neumonía, etc.[147]Otro estudio mostró que la prevalencia de autismo es mayor en niños de madres con severa deficiencia de vitamina D durante el embarazo.[148] Claramente se ha demostrado que se requiere suplementar la vitamina D durante el embarazo porque su presencia

---

[145] National Academy of Sciences-Institute of Medicine-Food and Nutrition Board. Dietary reference intakes for calcium, phosphorus, magnesium, vitamin D, and fluoride Washington (DC): National Academy Press; 1997.

[146] Holick MF, Chen TC. Vitamin D deficiency: a worldwide problem with health consequences. American Journal of Clinical Nutrition. 2008;87:1080S-1086S.

[147] American Journal of Clinical Nutrition, Vol. 85, No. 3, 853-859, March 2007

[148] Autism and Vitamin *D*J. J. Cannell05/21/2007

en cantidades adecuadas no sólo se ha ligado con la preservación del esqueleto de la madre, sino también con la formación esquelética del feto; además la vitamina puede tener un efecto sobre la susceptibilidad del bebé a padecer enfermedades crónicas cuando sea mayor, así como inmediatamente después del nacimiento, también en el riesgo de desarrollar enfermedades autoinmunes como la esclerosis múltiple (la cual recientemente se ha ligado con la estación del nacimiento), artritis reumatoide y presencia de malignidades.[149]

EXAMENES DE LABORATORIO

La prueba correcta para medir los niveles en sangre de la vitamina D es la 25(OH)D o 25 hidroxivitamina D, es importante no confundirla con la 1,25(OH)D. Ambas son las formas presentes de la vitamina D en la sangre, solo que la primera, la cual es la forma inactiva, presenta la mayor concentración y es un mejor marcador. Actualmente se está buscando que los niveles de la vitamina D estén entre 50-70 ng/mL para tener una salud óptima, y en pacientes con cáncer y enfermedad cardiaca se buscan niveles de 70-100 ng/mL (debajo de 50 deficiencia, arriba de 100 exceso). Digo actualmente porque los últimos estudios han mostrado que esos son los niveles adecuados para proteger contra diversos tipos de cáncer, todavía existen algunos textos que mencionan valores de referencia entre 16-74ng/mL, por lo que su doctor puede considerar adecuado que sus valores estén alrededor de 20 ng/mL, lo cual es menos de la mitad del valor inferior actual, y se considera una severa deficiencia.

NOTA: Los valores de referencia se definen como un grupo de valores de una cantidad mensurable obtenidos ya sea de un grupo de individuos, o de un individuo, que se encuentra en una situación de salud definida.[150]Esto es importante porque significa que los valores de

[149] American Journal of Clinical Nutrition, Vol. 84, No. 2, 273, August 2006

[150] Boquet E. Mejoría continua de la calidad. Guía para los Laboratorios Clínicos de América Latina. COLABIOCLI. México: Editorial Médica Panamericana; 1996.

referencia son lo que presenta el promedio de la población, y actualmente los estudios muestran que una gran parte de la población está padeciendo una severa deficiencia de vitamina D.

ACEITES ESENCIALES OMEGA 3 Y OMEGA 6

También conocidos como ácidos grasos poli insaturados, estos aceites juegan un papel importante en la nutrición humana. Se llaman esenciales porque el cuerpo humano no puede producirlos, por lo tanto ambos tipos de aceites deben provenir de los alimentos en una proporción ideal de consumo de 2:1 (2 partes omega 6: 1 parte omega 3) o menor, sin embargo, con la alimentación actual se consumen 10 y hasta 30 veces más ácidos grasos omega 6 que omega 3. La importancia del gran consumo de grasas omega 6 es que, la presencia de estas últimas, interfiere con los beneficios a la salud de los aceites omega 3, lo cual puede agravar o causar un gran número de enfermedades inflamatorias. Aunque la proporción en la que se consumen estos aceites es importante, los expertos aseguran que *es más importante la cantidad absoluta de omega 6 en la dieta, debido a su carácter inflamatorio, y al hecho de que estas dos grasas compiten por entrar en las células del cuerpo, así que cuando se consume una mayor cantidad de las pro inflamatorias omega 6, las antiinflamatorias omega 3 no pueden entrar a la célula y hacer su trabajo de combatir la inflamación que es la causa de muchas enfermedades crónicas.* El consumo excesivo crónico de ácidos grasos omega 6 está asociado con ataques cardíacos, accidentes cerebro vasculares, arritmias cardíacas, artritis, osteoporosis, inflamación y cáncer. Pero ¿por qué existe este gran consumo de ácidos grasos omega 6? Esto se debe a la alimentación actual, la cual está cargada de alimentos chatarra, los cuales pueden estar fritos en aceite, o contener aceites en su composición (aunque no hayan sido fritos necesariamente), como el aceite de soya, de maíz, de semilla de algodón o de canola (los cuales a menudo vienen parcialmente hidrogenados, es decir en forma de grasas trans, (aumentando esto su potencia dañina) y con químicos para prevenir que se descompongan; pero no sólo las comidas chatarra las contienen, también los alimentos procesados, las comidas rápidas, incluso las comidas hechas en casa para las que se utilizaron aceites de cocina*.

*ACERCA DE LOS ACEITES DE COCINA

Los aceites de cocina son sustancias altamente procesadas y refinadas que no se encuentran en ese estado en la naturaleza y que, en estudios recientes, están mostrando ser perjudiciales para la salud. Esto se debe principalmente a que *estos aportan el exceso de ácidos grasos omega 6 a la dieta* (el cual mencioné anteriormente). Los aceites de cocina al estar privados de las sustancias que los conservan dentro de un alimento en particular, se oxidan, por lo cual es necesario agregar químicos para poder prolongar su estabilidad, además de que al calentarse alteran su estructura, lo cual los hace más perjudiciales, por esa razón **lo más inteligente es buscar maneras de preparar los alimentos sin usarlos**. Existen diversos tipos de aceites, todos ellos con diversos porcentajes de ácidos grasos omega 6 (inflamatorios) en su composición, como el aceite de canola, maíz, semilla de girasol, semilla de algodón, de soya y todos estos aceites están contenidos en la infinidad de comida chatarra que llena los supermercados, por esa razón es bueno no consumir chatarra, pero hay que entender también que debemos dejar de lado su uso en nuestra cocina. Lo ideal es NO consumir aceites de cocina, son altos en calorías, producen inflamación, promueven la obesidad y no son nada saludables; y algo importante es que no se producirá una deficiencia de grasas en la alimentación al dejar de consumir aceites de cocina, los alimentos naturales contienen grasas, incluso aquellos que no conocemos como alimentos grasosos, los ácidos grasos que provienen de la dieta vienen, además, en las concentraciones adecuadas que el organismo requiere.

ALIMENTACION BAJA EN GRASA

El exceso de grasa en la dieta y el exceso de grasa presente en una persona, la obesidad, son muy dañinos para la salud. La exposición aguda a ácidos grasos (la grasa proveniente de la dieta que se queda circulando en la sangre) así como la grasa presente en el cuerpo, causan resistencia a la insulina en el músculo[151] y la resistencia a la insulina es lo que causa la prediabetes y la diabetes tipo 2. Conforme el nivel de grasa en la sangre aumenta, la capacidad del cuerpo para metabolizar el azúcar (moverlo fuera de la sangre) disminuye. Y no toma mucho tiempo para que esto pase, una única comida grasosa inmediatamente logra ese efecto. "*si se pone a algunas personas en una dieta baja en carbohidratos (alta en grasa), la grasa se acumula en sus músculos en 2 horas, comparado con lo que pasa en personas con una dieta baja en grasa, y al acumularse la grasa en los músculos la sensibilidad a la insulina baja, y entre más grasa haya en el músculo, menor es la capacidad de metabolizar el azúcar; esto sucede en solo horas después de consumir una comida alta en grasa. Los estudios claramente demuestran que la grasa en la sangre inhibe directamente el transporte y uso de la glucosa en nuestros musculos, los cuales son responsables de utilizar alrededor del 85% de la glucosa presente en la sangre. Estos hallazgos también indican el papel importante de la nutrición, particularmente el aumento en el consumo de grasa, en el desarrollo de la resistencia a la insulina*"[152].

---

[151] Current Opinion in Lipidology. 2008 Jun;19(3):235-41. doi: 10.1097/01.mol.0000319118.44995.9a. Free fatty acids and skeletal muscle insulin resistance. Kraegen EW[1], Cooney GJ.

[152] Endocrine, Metabolic and Immune Disorders Drug Targets. 2007 Mar;7(1):65-74. Role of insulin in the pathogenesis of free fatty acid-induced insulin resistance in skeletal muscle. Ye J[1].

Antes de que hubiera tratamiento para la hipertensión arterial, la gente moría por sus efectos, la enfermedad era llamada hipertensión maligna, en ese tiempo un doctor llamado Walter Kempner diseño una dieta baja en grasa, baja en sodio y baja en proteína para tratar a sus pacientes, y tuvo resultados asombrosos, su dieta estaba basada en arroz y frutas, en otras palabras, en carbohidratos. Lo que él empezó a observar con esa dieta, era una rápida reducción de la presión arterial, una rápida mejoría en la función renal, disminución de la presión intraocular, mejoría en la función cardíaca, así como la mejoría de otras manifestaciones de esta enfermedad previamente fatal. Su intensión era detener el progreso de la enfermedad, pero además sucedió algo asombroso, en alrededor de dos tercios de sus casos (recuerden que esta enfermedad era fatal), la enfermedad revirtió completamente. De hecho, al estar unos meses en la dieta, a los pacientes les bajaba tanto la presión arterial que tenían que empezar a incluir de nuevo otros alimentos, como vegetales (la dieta llegaba a parecerse mas a una dieta convencional basada en plantas). El trabajo del Dr. Kempner continua en Durham, aunque con una versión más relajada de la dieta, la cual incluye también vegetales.[153]

Después del Dr. Kempner, el Dr. Caldwel Esselstyn presentó los resultados de su estudio en los que demostraba la completa reversión de la enfermedad cardíaca con una dieta basada en plantas. Espero que se den cuenta de la importancia de esto, puesto que significa que si a un paciente se le dice que necesitan hacerle una cirugía de bypass, este la puede evitar simplemente volviéndose hacia una alimentación basada en plantas y baja en grasa.[154]

---

[153] The Therapeutic Role of the Kempner Diet The New England Journal of Medicine 1949; 240:236February 10, 1949

[154] Angiology. 2000 Aug;51(8):617-29. Reversing heart disease in the new millennium--the Fleming unified theory. Fleming RM[1].

Como mencioné anteriormente, lo ideal es reducir el consumo de grasas en forma de productos animal, chatarra y aceites de cocina, y obtener las grasas a partir del consumo de alimentos enteros como aguacates y nueces, pero si aun quiere usar algún aceite de cocina, de vez en cuando, estas son opciones más saludables:

Opciones más saludables son:

- Aceite de oliva: Mientras que todos los anteriores son en su mayoría de mal sabor, el aceite de oliva es de hecho sabroso por lo cual se usa para aderezar ensaladas, y algunos mencionan que es un aceite decente para saltear ligeramente los alimentos, sin embargo, yo prefiero no usarlo para cocinar. Siempre es mejor buscar el aceite extra virgen de presión en frío, mejor aun si tiene sedimentos y esta embotelladlo en vidrio. Contiene alrededor del 10% de omega 6.
- Aceite de coco: Este es principalmente grasa saturada, es estable a temperatura ambiente sin necesidad de agregarle conservadores ni de hidrogenarlo, y es un buen aceite para cocinar, porque soporta mejor el calor. Sin embargo, al igual que las grasas saturadas animales, eleva los niveles de colesterol malo.
- Aceite de aguacate: Tiene un perfil de composición similar al aceite de oliva, con alrededor de un 12% de omega 6. Su sabor es delicado y también soporta bien las altas temperaturas, aunque es mejor usarlo para aderezar ensaladas.
- Aceite de semillas de uva: este lo menciono porque resiste mejor el calor al cocinar que otros aceites, aunque es un aceite con un contenido elevado de grasas omega 6, si va a ser usado al mínimo es una buena opción, aporta vitamina E la cual es un antioxidante natural.

NOTA FINAL: Los aceites contienen más que solo ácidos grasos poli insaturados omega 6 y omega 3, todos tienen diferentes concentraciones de ácidos grasos mono insaturados y ácidos grasos saturados, los cuales no consideré porque no es el tema de esta sección. Es siempre mejor buscar aceites extra virgen y de presión en frío, son un poco más caros, pero debe tomar en cuenta que los aceites baratos comerciales a parte de estar altamente refinados vienen preservados con BHA, BHT y TBHQ (ver capitulo 4). Y lo más importante, aunque se consideren sanos, hay que usarlos esporádicamente.

Ahora que sabe que **debe** reducir el consumo de ácidos grasos omega 6 (de aceites de cocina) es recomendable incluir en la dieta fuentes ricas en ácidos grasos omega 3. Alimentos ricos en ácidos grasos omega 3 son productos vegetales como las semillas de linaza, las semillas de chía, y las semillas de cáñamo, las verdolagas y algas marinas. Los vegetarianos y veganos pueden obtener sus omega 3 a partir de estos alimentos. Lo que estos alimentos contienen es el AAL (Acido alfa-linolenico) que es, por ponerlo de un modo, la "grasa madre" a partir de la cual el cuerpo produce AEP (ácido eicosapentaenoico) y ADH (ácido docosahexaenoico), que son los ácidos grasos omega 3 de cadena larga, y los tres son esenciales para la salud del ser humano.

Como mencioné anteriormente, es muy importante tomar en cuenta la cantidad de grasas omega 6 en la dieta ya que el exceso de estas evitará que se utilicen las omega 3, hablando de lo que pasa en el cuerpo cuando estas son consumidas, ambas grasas compiten por las mismas enzimas y aunque la omega 3 es el sustrato preferido, el exceso de omega 6 resultará en una mayor formación de grasas de cadena larga inflamatorias. Algunos estudios incluso sugieren que las grasas omega 6 inhiben la incorporación de AEP (ácido eicosapentaenoico) dentro de las membranas celulares.[155]

---

[155] ALA Conversion to EPA, DPA and DHA. Wayne CoatesProfessor EmeritusThe University of Arizona

El cuerpo humano tiene entonces la capacidad de convertir el AAL en AEP y ADH, las compañías que venden aceite de pescado claman que el cuerpo humano presenta dificultad para hacerlo, sin embargo, existe suficiente evidencia científica que demuestra que el consumo adecuado de AAL en la dieta incrementa las cantidades de AEP y ADH en el plasma. Sólo bajo ciertas condiciones el cuerpo humano no puede hacer esta conversión de manera efectiva, como por ejemplo, en el caso de tener niveles elevados de insulina (lo cual actualmente es muy frecuente), y como mencioné anteriormente, *en el caso de presentarse un exceso de aceites omega 6 en la alimentación y una deficiencia de omega 3.* El Dr. Bill Lands, (consejero científico de los institutos nacionales de salud de Estados Unidos hasta su retiro) quien es acreditado como el descubridor de los efectos benéficos de balancear el exceso de ácidos grasos omega 6 y los ácidos grasos omega 3 en la alimentación declaró que: *La acumulación de ácidos grasos altamente insaturados omega 3 en los tejidos a partir de los ácidos grasos poli insaturados provenientes de la dieta es mayor cuando la competencia de los ácidos grasos omega 6 poli insaturados es menor.*

O, en palabras más sencillas, los ácidos grasos omega 3 que se obtienen de las fuentes vegetales no pueden acumularse en los tejidos siempre que haya un exceso de ácidos grasos omega 6 provenientes de la dieta.

¿Cómo lograr disminuir el consumo de ácidos grasos omega 6? A riesgo de sonar repetitiva tiene que eliminar los alimentos procesados, chatarra y las comidas rápidas, debe cocinar los vegetales u otros alimentos al vapor o saltearlos ligeramente en un aceite más saludable que tenga una mayor estabilidad en altas temperaturas. Obviamente las grasas omega 6 no se pueden (todos los alimentos de origen vegetal las contienen naturalmente) ni se deben eliminar por completo de la alimentación, así que si simplemente elimina esos comestibles arriba mencionados y basa su alimentación en frutas, vegetales, y algo de nueces y semillas, estará también adquiriendo ácidos grasos omega 6 de una fuente saludable.

SUPLEMENTOS

Después de saber que hay fuentes vegetales de omega 3 que se pueden aprovechar al máximo al llevar una alimentación vegana basada en plantas y baja en grasa ¿aun debemos suplementar?

Debido a que los aceites omega 3 de cadena larga en concentraciones suficientes en el cerebro y en la sangre desaceleran el envejecimiento rápido del cerebro que se da normalmente con la edad[156], sí se recomienda que sean consumidos por los veganos; debido a que los veganos no consumen pescado, en diversos estudios se han evaluado sus niveles de ADH y AEP y se ha determinado que estos no son suficientes, por lo tanto, para elevarlos se recomienda tomar alrededor de 250 mg diarios[157].

Las mujeres veganas embarazadas deben suplementar también los ácidos grasos omega 3 de cadena larga como el ADH y el AEP, alrededor de 200 mg diarios[158].

---

[156] Cerebral Cortex. 2014 Nov;24(11):3059-68. doi: 10.1093/cercor/bht163. Epub 2013 Jun 24. Long-chain omega-3 fatty acids improve brain function and structure in older adults. Witte AV[1], Kerti L[2], Hermannstädter HM[2], Fiebach JB[3], Schreiber SJ[2], Schuchardt JP[4], Hahn A[4], Flöel A[5].

[157] Clinical Nutrition. 2015 Apr;34(2):212-8. doi: 10.1016/j.clnu.2014.03.003. Epub 2014 Mar 14. Blood docosahexaenoic acid and eicosapentaenoic acid in vegans: Associations with age and gender and effects of an algal-derived omega-3 fatty acid supplement. Sarter B[1], Kelsey KS[2], Schwartz TA[2], Harris WS[3].

[158] The American Journal of Clinical Nutrition. 1999 Sep;70(3 Suppl):555S-559S. Essential fatty acid requirements of vegetarians in pregnancy, lactation, and infancy. Sanders TA[1].

Ahora, alguien puede preguntarse ¿Por qué no simplemente comer pescado? Hay que recordar que el pescado está muy contaminado con metales pesados como el mercurio, los cuales son tóxicos para el cerebro, de hecho, el pescado y los mariscos están tan contaminados que se les advierte a las mujeres embarazadas o que están buscando quedarse embarazadas, de no consumirlo para evitar la toxicidad y las posibles consecuencias que su consumo pudiera tener sobre su bebé. Muchos veganos lo son por no participar en la crueldad animal, pero muchos otros lo son además porque quieren evitar que esos mismos tóxicos entren en sus cuerpos, por lo tanto, hay que buscar una fuente de esos nutrientes esenciales sin la contaminación extra, y la forma adecuada es como suplementos alimenticios. Existen productos 100% veganos de ADH y AEP derivados de algas marinas, para las personas que se alimentan solo con plantas esta es la mejor opción.

De nuevo, estos nutrientes son de suma importancia para los niños, para las mujeres embarazadas y para el paciente adulto mayor.

Nota final acerca de los suplementos alimenticios

Como he venido diciendo, puede ser que nuestros alimentos no contengan la cantidad de vitaminas y minerales adecuada para nuestra salud, por lo tanto algunas veces se necesitan suplementos alimenticios, o mejor aún, el uso de superalimentos que contengan estos nutrientes. Pero algo importante a tomar en cuenta es que, siempre que se desee agregar suplementos a la alimentación se debe consultar a un especialista, especialmente si se está tomando algunos medicamentos ya que se pueden antagonizar sus efectos, o provocar efectos adversos indeseables.

CAPITULO 10

RECETAS

Pruebe la alimentación vegetariana, es deliciosa de verdad, ¿no se ha fijado que los alimentos mas deliciosos vienen de hecho de plantas? Pruebe un higo, un mango, una manzana...Eso es sabor, ahora pruebe un trozo de carne sin sazonar, sin sal, sin puré de papas que lo acompañe, ¿ve la diferencia?

Seguramente llegado este punto ha aprendido mucha teoría, sabe cuáles alimentos son buenos para usted y cuáles no, sabe que definitivamente debe eliminar la chatarra y los procesados de su alacena, sabe que quizá tenga que suplementar su alimentación, y quizá ya esté tomando acción y se haya lanzado a la búsqueda de su nuevo doctor, el que le guiará a través de este viaje en busca de su salud basándose en una buena nutrición, pero ahora no sabe que va a comer. Quizá estará pensando que esta forma de alimentación consiste en palitos de zanahoria y apio, y ensaladas aburridas, pero la realidad es que la alimentación basada en plantas es muy variada, llena de color y de sabor. Recetas se pueden encontrar en todos lados, hay muchos libros sobre cocina vegana, vegetariana, basada en almidones, entre otras variantes que simplemente se pueden ajustar a lo que a usted le gusta, el internet también es una buena opción, incluso puede encontrar comida gourmet basada en plantas con la cual puede deleitar a la familia y amigos. Por mi parte puedo contribuir con recetas básicas, sencillas y prácticas que le ayudarán a empezar a cambiar su alimentación. Para ponerle las cosas más sencillas, le voy a poner una lista de los alimentos básicos que se pueden encontrar en mi cocina. También voy a sugerirle sustituciones para los principales ingredientes en la cocina, algunos de los cuales pueden no ser saludables, de esa manera cuando se encuentre con alguna receta que contenga algún ingrediente que haya identificado como no saludable, podrá cambiarlo por otro de los que están en mi lista. Recuerde que yo recomiendo un 80% de alimentos crudos y el resto de alimentos enteros , basados en plantas y con ligeros procesos de cocción como horneado o cocción al vapor. Nada más sencillo y nutritivo. Así que siga leyendo, las recetas que aquí le compartiré son mis favoritas.

BASICOS EN MI COCINA

GRANOS Y CEREALES

- Avena troceada
- Quínoa (para cocinar y germinar)
- Arroz basmati integral
- Arroz blanco
- Arroz para sushi
- Arroz salvaje

LEGUMINOSAS

- Lentejas
- Frijoles
- Garbanzos
- Frijol mungo (para cocinar y germinar)

SEMILLAS PARA GERMINADOS

A parte de las que mencioné anteriormente siempre tengo a la mano:

- Semillas de brócoli

- Lentejas

NUECES Y SEMILLAS

- Linaza
- Chía
- Semillas de girasol
- Semillas de calabaza
- Nueces de la India y crema de nueces de la India
- Pistaches
- Almendras y crema de almendras
- Ajonjolí y tahini
- Ocasionalmente cacahuates y crema de cacahuates
- Polvo de cacao

*Los granos y leguminosas que mencioné que utilizo para hacer germinados ocasionalmente los uso cocinados también. Generalmente los prefiero germinados, pero en ocasiones hago también una sopa de lentejas por ejemplo, o un pudín de amaranto para desayunar.

Las cremas de nueces y de cacahuate que compro son sólo las nueces molidas, de preferencia crudas. En muy raras ocasiones compro cremas de nueces previamente tostadas y nunca compro las cremas de cacahuate comerciales porque contienen grasas trans, azúcar, sal, y muchos otros ingredientes de los que bien le conviene alejarse. Las nueces y las semillas y sus cremas siempre las guardo en el refrigerador porque así se conservan por más tiempo, recuerde que son altos en aceites los cuales se enrancian con facilidad en altas temperaturas.

PAN Y PASTAS

Sólo compro el pan de grano germinado de la marca Food for Life, es el único que consumo y muy esporádicamente. Lo compro ya congelado por lo que dura mucho tiempo.

Al momento de esta segunda edición, tengo en mi cocina una máquina para hacer pan, de esas que hacen todo, así que cuando llega el tiempo de frío hago pan para la familia y es el que últimamente como, y cuando no es tiempo de hornear sigo con la opción de comprar el pan anteriormente mencionado.

En cuanto a las pastas siempre las compro de grano entero y de preferencia libres de gluten. Existen pastas en el mercado de arroz con linaza, o de otros granos como la quínoa, el mijo y el maíz. Yo no sigo una alimentación libre de gluten, la razón por la que compro pastas de varios granos es por los sabores y texturas, para variar.

HARINAS

- Harina de trigo integral
- Harina de trigo no blanqueada
- Harina de coco
- Almidón de maranta o de tapioca*
- Crémor tártaro*
- Bicarbonato de sodio*

*estos tres últimos ingredientes son para fabricar polvo para hornear casero

FRUTAS Y VEGETALES

En mi cocina siempre tengo diversidad de frutas y vegetales, los siguientes son siempre básicos:

- Vegetales fermentados (siempre encontrará en el supermercado un repollo y unas zanahorias para fermentar, que es lo básico.

Con la receta que le presento más adelante puede hacer suficientes para meses (lo que le tomará alrededor de unas 2 horas de un día). Estos son esenciales en mi cocina y nunca me faltan, siempre calculo unos 4 días antes de que se terminen para fermentar nuevos.

- Ajos y cebollas
- Tomates
- Aguacates
- Lechugas orejonas o romanas
- Apio (siempre orgánico sin excepción)
- Vegetales de hoja verde (para los licuados verdes diarios, puede comprar acelgas, espinacas, nopales, cilantro, perejil, apio o lechugas)
- Algas nori (para sushi)
- Botanas de alga
- Plátanos
- Manzanas
- Limones
- Toronjas
- Dátiles
- Pasas
- Ciruelas pasa

Los plátanos son básicos para los licuados verdes ya que les proporcionan mucho cuerpo y los integran. Las manzanas las uso para mis recetas de avena cruda o simplemente para comer a mordidas. La fruta seca la utilizo para endulzar los licuados verdes (aunque no siempre) y la avena. Como verá en las recetas, la fruta la utilizo para los licuados verdes, con la excepción de las toronjas. Mi alimentación se basa más en vegetales y en frutas, y eso es lo que yo recomiendo. La fruta es muy sana, aporta energía y calorías que ayudan en este tipo de alimentación porque los vegetales tienen muchos nutrientes pero pocas calorías.

CONDIMENTOS

- Sal
- Cúrcuma
- Comino molido
- Pimienta roja o cayena
- Canela entera y molida
- Hojas de laurel
- Orégano seco
- Albahaca seca
- Perejil seco

ENDULZANTES

- Azúcar mascabado
- Miel de maple
- Piloncillo

ACEITES

- Aceite de aguacate*
- Aceite de semillas de uvas*
- Aceite de coco para uso principalmente cosmético

*ambos son de uso muy esporádico, actualmente los uso para hornearle a mi pequeño, quien no existía aun cuando salió la primera edición de este libro.

Otra recomendación es que puede empezar por preparar sus comidas favoritas sólo sustituyendo algunos de los ingredientes que usa, aplicando lo que aprendió en este libro, por ejemplo, puede usar vegetales congelados en lugar de vegetales enlatados, lechugas de hoja oscura en lugar de la lechuga de bola, pastas de grano entero en lugar de las tradicionales, arroz integral en lugar de blanco. Aun si cocina con carnes, trate de cambiar sus hábitos y busque no usar nada que venga enlatado o listo para el microondas. Son muchas cosas las que puede hacer para mejorar su salud. Si es usted fan de la comida rápida, ¿qué hay más rápido que pelar un plátano o lavar una manzana?

LISTA DE SUSTITUCION DE ALIMENTOS O INGREDIENTES

En lugar de	Busque
Refrescos o jugos enlatados	Agua de coco natural o en tetrapak (que no sea de concentrado) Té Kombucha
Jugos de vegetales enlatados	Jugos de vegetales frescos
Leche de vaca	Leche de almendras, arroz, avena, nuez de la India, coco, linaza, hemp, nuez macadamia (hay muchas variedades de leche vegetal actualmente)
Azúcar blanca refinada	Azúcar mascabado, piloncillo, miel de maple
Sal refinada	Sal marina sin refinar (como mencioné anteriormente, sí hay que buscar la sal yodada)
Avena instantánea con lácteo	Avena entera, troceada o

como ingrediente, cereales de caja con colorantes artificiales	instantánea libre de lácteos. Hojuelas de avena, cereales de grano entero sin colorantes y con el mínimo sodio posible
Pan blanco	Pan de grano entero germinado Pan de cereales enteros
Pastas de sémola de trigo	Pastas de trigo entero o de otros granos
Aceite de canola, soya, cártamo, maíz	Aceite de aguacate, aceite de semillas de uva, aceite de coco
Polvo para hornear con aluminio	Polvo para hornear sin aluminio (o si prefiere hacerlo, más adelante le proporciono la receta)
Harina para hot cakes comercial	Mezcla para hot cakes casera (Más adelante la receta)
Sazonadores comerciales en polvo	Hierbas para sazonar Sazonadores que no tengan GMS (glutamato monosódico), grasas hidrogenadas, azúcar, sal
Margarina	Aceite de coco
Vegetales enlatados	Vegetales congelados
Tomates secos con sulfitos	Variedades que no usen sulfitos
Fruta seca con sulfitos	Variedades que no usen sulfitos
Saborizante artificial a vainilla	Extracto natural de vainilla

Tabla 10.1

DESAYUNO

Ciertamente es el alimento más importante del día, después de haber pasado alrededor de 8 horas sin comer dependemos de nuestro desayuno para aportar al cuerpo calorías y nutrientes suficientes para funcionar, por lo tanto, es importante que este primer alimento sea fresco, limpiador, de fácil digestión y bien balanceado. De los alimentos elegidos a esta temprana hora depende el rendimiento que vamos a tener por la mañana, así que podemos elegir algo que nos de energía o algo que nos provoque pesadez y cansancio después de unas horas de haberlo consumido. Esto es particularmente importante para los niños, los cuales a menudo son alimentados con cereales azucarados por la mañana, lo mejor es darles un alimento bien balanceado que les ayude a tener un mejor rendimiento escolar. Nosotros mismos podemos sentir los efectos de un buen desayuno, o de uno malo. Un buen desayuno dará energía durante toda la mañana, uno malo nos provocará agruras, inflamación estomacal, irritabilidad, sueño, entre otros síntomas.

Algo muy importante a saber con respecto al desayuno es que es el primer alimento que va a recibir nuestro cerebro en el día para trabajar, de hecho, el cerebro consume mucho combustible en forma de glucosa, por lo tanto, un desayuno de jugos vegetales, seguido unos 20 minutos después por un licuado verde es excelente. El jugo de vegetales, dependiendo que vegetales contenga, aportará una gran cantidad de nutrientes, como glucosa, minerales, vitaminas, antioxidantes y más. Sin embargo, no lo considero un alimento completo por su rápida digestión; yo considero mis jugos verdes de vegetales los mejores suplementos alimenticios. El licuado verde por su parte aportará gran cantidad de clorofila, los antioxidantes encontrados en las frutas usadas para hacer el licuado, y si se le pone un trozo de aguacate o leche de almendras contendrá también grasas y proteínas, esto sin contar la cantidad de minerales como el calcio, fósforo, magnesio, hierro y zinc, y aminoácidos presentes en las hojas verdes que se hayan usado. También se puede agregar linaza molida o semillas de chía molidas, esto agregará aceites omega 3 y fibra al desayuno. Personalmente creo que nada puede superar este desayuno, ¡un licuado verde es una comida completa! Lo importante es que debe encontrar su balance, es decir, debe poner atención a como se siente su cuerpo después de un desayuno como este, ya que existen personas que funcionan muy bien con un desayuno ligero, en cuyo caso pueden optar por el jugo de vegetales seguido por un licuado verde que solo contenga agua, la fruta y las hojas verdes, mientras que otras personas necesitan un desayuno más consistente, las cuales después del jugo de vegetales pueden optar por preparar un licuado verde que contenga leche de almendras, aguacate, semillas de calabaza, linaza o chía, todo lo cual aportará proteínas y grasas. Incluso se puede hacer un licuado verde ligero y una media hora después tomar un desayuno alto en proteínas como leguminosas o tofu con vegetales al vapor. En el caso de los niños se les puede dar su licuado verde seguido por alguna de las deliciosas recetas preparadas con avena troceada, la cual es muy nutritiva, para que de esa manera tengan un mayor aporte de calorías, que ellos necesitan.

Recuerde que todos somos diferentes, por esa razón no me gusta generalizar, porque puede que unas personas se sientan satisfechas tomando solo jugos vegetales y una ensalada de frutas por la mañana, mientras que otras se sentirán mejor si comen un poco de avena o de granola con algo de fruta seca y leche de almendras. Cabe decir aquí que los jugos vegetales y los licuados verdes, así como las frutas, aportan suficiente proteína, grasas sanas y carbohidratos, pero además minerales y micronutrientes, los cuales son igualmente necesarios.

Mi rutina es la siguiente: me levanto a las 6:00 AM y bebo agua, mucha, alrededor de 2 ó 3 vasos y empiezo mis actividades, alrededor de las 7 me da hambre, así que dependiendo que se me antoje ese día escojo entre una toronja y algunas uvas o un jugo de vegetales, algunos días bajo a mi jardín y trabajo como hasta las 9:00 AM, otros hago mi ejercicio matutino, y después de eso tomo mi desayuno, recojo hojas verdes de mi jardín que pueden ser diente de león, col rizada, lechuga romana, hojas de betabel, cilantro, perejil, verdolagas, arúgula, nopal, y con ellas me preparo un licuado verde. A mí me gustan definitivamente los licuados con plátano y leche de almendras, si es que tengo, si no, puedo usar agua y un trozo de aguacate, y yo me confieso una persona de diente dulce así que a menudo tengo higos o dátiles, los cuales uso o para endulzar mi licuado o para agregarlos al final en trocitos para masticarlos. Los días que hago ejercicio matutino prefiero hacer mis licuados verdes con una base de suplemento proteico vegetal sin fruta.

La última advertencia antes de empezar con las recetas es, como dentista recomiendo enjuagar muy bien la boca, con agua, después de beber los jugos de vegetales o los licuados verdes, esto es porque pueden manchar los dientes por la concentración de minerales y pigmentos que contienen. La razón por la que se recomienda enjuagar sólo con agua es que, las frutas y los jugos de vegetales tienen ácidos naturales que reblandecen el esmalte dental, por lo tanto es mejor la acción de enjuagar y neutralizar esos ácidos sólo con agua, que realizar la acción de barrido con el cepillo dental sobre el esmalte reblandecido y además agregando pastas dentales abrasivas. Enjuagar la boca con agua inmediatamente después de beber el jugo o el licuado verde (además de otras bebidas como el agua de Jamaica, jugos de naranja o toronja y algunos otras infusiones de hierbas) es la mejor opción para mantener una dentadura sana.

En resumen, las mejores opciones para el desayuno son las siguientes:

- Un jugo de vegetales seguido media hora después por un licuado verde.
- Un jugo de vegetales seguido media hora después por una ensalada de frutas, o una sola fruta hasta quedar saciado.
- Fruta de su preferencia seguida media hora después por un licuado verde.

- Fruta de su preferencia seguida media hora después por tofu salteado acompañado con vegetales al vapor.
- Un jugo de vegetales seguido media hora después por un tazón de granola preparada con leche de almendras o yogurt.
- Un jugo de vegetales seguido media hora después por un tazón de avena troceada (recetas a continuación).
- Un jugo de vegetales seguido media hora después de unos hot cakes caseros con miel de abeja o de maple 100% natural (buscar en la sección de recetas).

Al hablar de fruta para iniciar el día me refiero a frutas como la toronja, las granadas, arándanos azules, sandía, melón, fresas, kiwis o moras rojas o negras. Esto se debe principalmente a que estas frutas contienen mucha agua, lo cual ayuda en el proceso de limpieza del organismo, y lo cual las hace de mas fácil digestión; lo ideal, de hecho, es comer frutas sólo con el estómago vacío para evitar que las frutas, que son los alimentos de mas fácil digestión, se fermenten en el estómago y causen inflamación al ser consumidas con alimentos pesados y de difícil digestión. Las frutas de alto contenido de agua me gusta consumirlas solas, y yo prefiero recomendar las frutas dulces como los plátanos, las manzanas, los mangos o las frutas secas para hacer los licuados verdes. De esta manera estas frutas aportan su sabor y dulzura a los licuados verdes y los hacen más apetecibles, ya que, por si solas las hojas verdes en un licuado aportan un sabor salado y amargo. Para los niños pequeños se recomienda sólo usar las espinacas bebé porque esas tienen un sabor muy suave que se enmascara perfectamente con el sabor dulce de la fruta, si usted es principiante en el mundo de los licuados verdes también son la opción ideal. Una opción más es agregar una cucharada de linaza molida o de semillas de chía, ya que esto hace aún más nutritivos a los licuados verdes.

RECETAS PARA EL DESAYUNO

LIMONADA DESINTOXICANTE

Ya sea que esté siguiendo una dieta de desintoxicación o simplemente quiera beber algo que promoverá la limpieza de su organismo, ésta receta es excelente ya que combina los beneficios del limón con los de la pimienta de cayena, para dar como resultado una excelente bebida para empezar el día. Una buena manera de hacerlo es, al levantarse y después de lavar sus dientes, beba unos 3 vasos de agua, y una media hora después ésta bebida antes del desayuno.

- 1 vaso de agua
- 1 cucharada de jugo de limón
- 1 cucharada de miel de abeja cruda o jarabe de maple 100% natural* (no jarabe con sabor a maple)
- 1/8 de cucharadita de pimienta de cayena

Es bien importante conocer la fuente del jarabe de maple, este debe ser de preferencia orgánico porque de esa manera tendrá por seguro que no contiene formaldehido, y por nada se deben usar las imitaciones de jarabe de maple que venden en el supermercado. La proporción de la pimienta es importante ya que es muy picante, si agrega de más no podrá beber la mezcla. Otra opción es usar Stevia, alrededor de 1/8 de cucharadita al igual que la pimienta, ya que la Stevia es muy dulce y además amarga.

JUGO DE VEGETALES

La mejor manera de aumentar la cantidad de vegetales crudos que se comen en el día es haciendo jugos de vegetales. Estos le darán una descarga instantánea de todas las vitaminas, minerales, antioxidantes, etcétera que contienen los vegetales, ya que debido a que se les ha quitado la fibra, estos nutrientes están listos para ser absorbidos por el organismo; de otra manera si consume el vegetal entero, el cuerpo tiene que digerirlo para poder utilizar esos nutrientes y muchas personas que padecen de una mala digestión pueden tener problemas para lograrlo. Otra buena razón por la cual hacer jugos de vegetales es, que de esa manera aumentará las raciones diarias necesarias de éstos, por ejemplo, es difícil que se pueda comer 5 zanahorias crudas completas, sin embargo, 5 zanahorias más otros vegetales (recetas más adelante) le darán como resultado un vaso de jugo.

Como he venido mencionando, lo mejor para nosotros, en general, es una dieta alta en carbohidratos, claro que no cualquier carbohidrato, las harinas, cereales, pasteles, todos son carbohidratos y son también los que se debe evitar, pero los que debemos elegir son los contenidos en todo tipos de vegetales y frutas. Como ya vimos, hay suficiente nutrición en ellos para sostenernos y prosperar hacia una mejor salud. Hacer jugos de vegetales nos ayuda a aumentar las raciones de vegetales consumidas durante el día, que vienen a complementar nuestra alimentación. Los vegetales con tallo usados para preparar jugos, como brócoli y coliflor se utilizan completos, es decir, con todo y sus tallos, los cuales nos dan un buen jugo. Yo en ocasiones he agregado algo más a mis jugos de vegetales, es decir, chía molida, linaza molida o un suplemento de proteína. Se puede incluso agregar agua a los jugos para hacerlos más ligeros. Y una manera de endulzarlos es agregar el jugo de medio limón. Por supuesto que hay ingredientes que no vienen bien en los jugos por su sabor fuerte como las cebollas, los ajos, las papas y los puerros ¡jamás los agregue a sus jugos de vegetales!

Los mejores vegetales para hacer jugo son los siguientes:

Espárragos	Escarola
Hojas de betabel	Hinojo
Bok choi	Col rizada

Brócoli	Pepino
Calabacitas	Lechugas
Coliflor	Cilantro
Apio	Perejil
Repollo	Espinacas
Acelgas	Tomates

Tabla 10.2 *

Los vegetales que tienen un alto contenido de almidón como las zanahorias, betabeles y calabazas de invierno aportan dulzura suficiente para hacer que los jugos de vegetales que contienen los ingredientes anteriores sean de muy buen sabor. Otra recomendación para mejorar el sabor de los jugos vegetales es agregar el jugo de medio limón o agregar un puñado de arándanos rojos los cuales son también muy ácidos. También se les puede agregar hierbas como cilantro, perejil o hierbabuena. La única fruta que puede usar combinada con los vegetales es la manzana. Ninguna otra combina bien. En proporción debe agregar más zanahorias, pepinos y apio que cualquier otro vegetal o terminará con una mezcla muy densa, para endulzar agregue una manzana completa.

No tengo una receta específica para hacer jugos de vegetales, generalmente los preparo con lo que tenga en el refrigerador. Las siguientes son algunas de mis combinaciones favoritas.

#1

- 1 pepino
- 4 zanahorias
- ¼ betabel
- 1 tallo de brócoli o de coliflor

#2

- 1 trozo de repollo
- 1 pepino
- 4 zanahorias
- 2 hojas de acelgas

#3

- 1 pepino
- 1 manzana
- 1 trozo de repollo
- 1 taza de espinacas

#4

- 2 tallos de apio
- 1 manzana
- 4 zanahorias
- 1 taza de espinacas

**ACERCA DE LOS JUGOS DE FRUTAS*

La razón por la cual no se recomienda el consumo de jugos de frutas, aunque estos sean hechos en casa es por su alto contenido de azúcar la cual se ha separado de su fibra protectora. La mayoría de las personas actualmente tienen problemas para metabolizar el azúcar como consecuencia de las malas prácticas alimenticias, se consumen alimentos muy altos en grasa, y mucha proteína de origen animal, la cual contiene además grasa saturada, y como vimos anteriormente, esto está contribuyendo con la epidemia de obesidad actual, además de otras enfermedades metabólicas como la diabetes mellitus, resistencia a la insulina, síndrome metabólico, niveles elevados de colesterol malo y enfermedad hepática. Muchas personas se confunden al escuchar que la fructosa puede ser mala para la salud en las cantidades en que se consume actualmente, después de todo es el azúcar contenida naturalmente en las frutas, sin embargo la fructosa aislada que se añade a los procesados es jarabe de maíz alto en fructosa, no la fructosa contenida en las frutas. Volviendo al tema del jugo de frutas natural, no es lo mismo consumir una fruta entera que su jugo. Mientras que la fruta entera viene acompañada de su fibra, el jugo no contiene fibra lo cual hace que el azúcar pase al torrente sanguíneo casi de inmediato. Además se pueden comer tres manzanas y quedar satisfecho, pero un vaso de jugo de manzana con las mismas 3 manzanas seguro no satisfará. La excepción sería el jugo de naranja o toronja si es servido con su pulpa, el resto de las frutas es mejor licuarlas en "smoothies" sean estos verdes o sólo de frutas. Actualmente se comercializa la fructosa cristalina como un sustituto al azúcar de caña, pero basta ver los efectos que tiene esta sustancia en el organismo para darse cuenta que no es saludable introducirla a la alimentación en su forma aislada, sino sólo en su forma más natural como se encuentra en las frutas enteras; los siguientes datos son obtenidos de estudios hechos con fructosa aislada (jarabe de maíz alto en fructosa):

- La fructosa no contiene enzimas, vitaminas ni minerales y roba al cuerpo sus micronutrientes.
- La fructosa aumenta el colesterol total y las lipoproteínas de baja densidad en la mayoría de los sujetos aunque estos tengan una buena tolerancia a la glucosa, es decir, pone a las personas en riesgo de enfermedad cardiaca.
- En estudios han observado que la concentración de ácido úrico aumenta al consumir fructosa, lo cual no pasa con la glucosa.
- La ingestión de fructosa en los humanos aumenta el ácido láctico en la sangre, especialmente en personas con condiciones de acidez como la diabetes.
- La fructosa es metabolizada en el hígado y ahí es convertida en ácidos grasos en una proporción mayor que la glucosa.

- La fructosa eleva los niveles de insulina en las mujeres que toman la píldora anticonceptiva.
- La fructosa provoca la pérdida de minerales que el organismo necesita.
- Debido a que es metabolizada en el hígado, la fructosa no causa que el páncreas libere insulina. La fructosa se convierte a grasa con más rapidez que cualquier otra azúcar.
- La fructosa inhibe el metabolismo del cobre, la deficiencia de cobre provoca fragilidad ósea, anemia, defectos en el tejido conectivo, arterias y hueso, infertilidad, arritmias cardiacas, niveles elevados de colesterol, ataques cardiacos y una incapacidad para controlar los niveles de azúcar en la sangre.
- Recuerde que estamos hablando de jarabe de maíz, que es el azúcar añadido a la mayoría de los alimentos procesados, refrescos, nieves, etc., todo lo que debe evitar para mejorar su salud, no estamos hablando de la fructosa contenida en la fruta, la fruta es buena, no lo hará engordar, satisfará su hambre, es nutritiva, no se confunda.

LECHE DE ALMENDRAS

La leche de almendras es un básico en mi refrigerador, siempre hay debido a que es muy versátil, se puede utilizar para hacer licuados, para hacer sopas frías cremosas, para hacer yogurt y hasta para beber recién hecha. La medicina ayurvédica tiene en alta estima a las almendras, debido a la cantidad de nutrientes que contienen entre ellos la vitamina E, que es un poderoso antioxidante. También contiene proteína por lo que esta leche es muy fortalecedora. Como regla general, para todas las leches de almendras y otras semillas y nueces, el promedio de vida en el refrigerador es de alrededor de 5 a 7 días.

- 1 taza de almendras
- 1 litro de agua

Por la noche se dejan remojando las almendras, es muy importante que estas sean crudas, de otra manera estarán fritas en aceite y contendrán sal o azúcar. Por la mañana se tira el agua de remojo y se enjuagan perfectamente. Se deben colocar en la licuadora con un litro de agua y se licuan alrededor de 30 a 60 segundos. En seguida se toma un colador y se cubre con una manta para exprimir la leche, de esa manera se puede obtener el máximo de líquido. También existen bolsas especiales para hacer leche de almendras y otras semillas aunque no es necesario tener una. Se debe mezclar perfectamente siempre que se vaya a usar ya que es normal que haya separación.

La otra opción es invertir en un extractor de jugos que esté capacitado para hacer leches vegetales, y créame, no se arrepentirá, es una buena inversión.

LECHE DE ALMENDRAS ENDULZADA

Esta receta es para una comida entera pero a la vez ligera.

- 1 vaso de leche de almendras (8 a 16 onzas)
- 1 - 2 dátiles
- 1/2 cucharada de linaza molida o de semillas de chía molidas (para agregar extra proteína y ácidos grasos esenciales omega 3)

Cuando tenga leche de almendras disponible en su refrigerador, tome un vaso, póngalo en la licuadora con los dátiles (dependiendo de su gusto dulce) y licue, por ultimo agregue la linaza o chía molidas y termine de licuar. Excelente para los niños, mucha proteína, grasas sanas y energía.

LECHE FERMENTADA DE QUINOA

Esta leche es ideal para el desayuno diario, de hecho yo la preparo siempre porque aporta probióticos lo cual beneficia a la digestión de cualquier alimento con el que se combine. Personalmente la uso para hacer los licuados verdes.

- 1 taza de quínoa
- 3 tazas de agua
- 1 cucharada de miel de abeja
- 3 cápsulas de *Lactobacillus acidophilus*

Por la noche se enjuaga la quínoa hasta que el agua salga clara y se deja remojar hasta el día siguiente. Por la mañana se tira el agua de remojo y se coloca con el agua fresca en la licuadora. Se licua por unos 40 segundos. Enseguida se cuela con una manta de cielo y se coloca la leche resultante en un frasco con tapa. Se le agrega la miel y las capsulas de *Lactobacillus* y se cierra bien el frasco. Se deja fermentar a temperatura ambiente, alrededor de 12 horas, en un lugar que no reciba luz directa. Después se guarda en el refrigerador.

NOTA: Siguiendo el procedimiento anterior, se puede fermentar la leche de almendras. Si desea hacer una leche con más consistencia de yogurt, sólo tiene que disminuir la cantidad de agua que se usa para hacer las leches. También se puede hacer leche de semillas de calabaza, de girasol, de ajonjolí, de alpiste, nuez del Brasil, etc. Es importante agregar que todas estas leches se separan, por lo tanto se deben agitar cada vez que se vayan a usar.

AVENA ESTILO CHAI

¿Saben?, yo adoro la variedad de especias utilizadas en la comida India, como la canela, el jengibre, el cardamomo y el azafrán, porque funcionan ya sea como unas excelentes ayudas digestivas o como poderosos antioxidantes como la cúrcuma. Así que este desayuno es antioxidante y digestivo. Les recomiendo buscar la avena troceada, que es el grano de avena entero pasado por una máquina que sólo lo corta en trozos más pequeños, por lo cual está todavía crudo y sin mayores procesos, pero si no se consigue, las hojuelas de avena están bien.

Para 2 personas

- 1 taza de avena troceada
- ¼ de cucharadita de sal
- ¼ de cucharadita de canela molida
- ¼ de cucharadita de cilantro molido
- ¼ de cucharadita de cardamomo molido
- ¼ de cucharadita de cúrcuma molida
- 1 gotita de extracto de vainilla (opcional)
- ½ manzana
- 2 cucharadas de agua
- 2 cucharadas de pasitas (opcional)
- Miel al gusto
- Leche de almendras o leche fermentada de quínoa al gusto

Se deja remojar la avena toda la noche. Por la mañana se enjuaga y se coloca en la licuadora junto con el resto de los ingredientes. Se licua y sirve. Puede ser acompañada con plátano o con las pasitas pero es opcional. Puede hacerla un poco más líquida con leche de almendras si lo prefiere. Si siente que le falta dulce agregue un poco de miel. Esta receta es excelente para los niños ya que tiene gran cantidad de fibra y aporta mucha energía. Si quiere duplicar la receta sólo asegúrese de mantener la misma cantidad de sal, ya que ésta se usa sólo para realzar los sabores.

Nota: Asegúrese de comprar extracto de vainilla y no saborizante a vainilla, el cual a menudo es sólo agua con azúcar y sabor artificial a vainilla.

MÁS AVENA PARA EL CORAZON

Siempre se ha reverenciado la fibra de la avena como excelente para el corazón, pero además, la avena contiene folatos y ácidos grasos esenciales que ayudan a la salud cardiaca. Sin embargo, es importante notar que estos nutrientes sólo están intactos en la avena entera o en la troceada debido a que no ha sido procesada, pero si no puede conseguirlas está bien usar las hojuelas de avena. En esta receta también contribuyen con sus nutrientes sanos para el corazón la linaza y la leche de almendras. La linaza es ideal comprarla entera y refrigerarla ya que se enrancia con facilidad.

Para 2 personas

- 1 taza de avena troceada
- ½ manzana
- 2 cucharadas de linaza entera
- 2 cucharadas de pasas (remojadas de preferencia unos 10 minutos)
- 2 cucharadas del agua de remojo de las pasas
- ½ cucharadita de canela molida
- ½ cucharadita de extracto de vainilla (opcional)
- ¼ de cucharadita de sal
- ½ taza de leche de almendras o leche de quínoa fermentada.

Deje remojar la avena toda la noche y enjuáguela por la mañana. Coloque la avena en la licuadora con el resto de los ingredientes excepto las pasas, la linaza y la leche de almendras. Después de haber preparado la avena, muela la linaza en un molino de café. Sirva la avena, agregue la linaza y la leche de almendras y mezcle. Si siente que le falta dulce puede agregar un poco de miel.

REGULARÍCESE CON GEL DE CHIA

Para 2 personas

- ¼ de taza de semillas de chía
- ½ taza de agua
- ½ taza de arándanos azules frescos o congelados
- ½ plátano
- 1 dátil

En esta receta es muy importante moler las semillas de chía en un molino de café, de otra manera no podrá obtener todos sus beneficios. Una vez molida coloque la chía en 1 plato y agregue el agua, mezcle con una cuchara y deje reposar alrededor de 5 minutos, se formará un gel. En la licuadora coloque el plátano, el dátil y los arándanos y licue. Después agregue el gel de chía y licue alrededor de 30 segundos. Sirva en platos separados y disfrute.

DESAYUNO CREMOSO DE ARANDANOS

Para una persona

- 1 naranja
- 2 puñados de arándanos azules (frescos o congelados)
- ¼ de taza de leche fermentada de quínoa (puede usar también cualquier yogurt vegetal, orgánico de preferencia).
- 1 cucharada de linaza entera o de chía
- 1 cucharada de miel de maple o dos dátiles (o ambos si así lo prefiere)

Haga jugo la naranja y colóquelo en la licuadora, agregue el resto de los ingredientes y mezcle. Listo.

LICUADOS VERDES

Por la mañana son mis favoritos, casi todos los días desayuno uno de estos, puede hacerlos siempre diferentes y son deliciosos. Son ideales para obtener una buena energía, sin la descarga de azúcar en la sangre que nos dan los cereales azucarados con cero contenido de fibra. A decir verdad, no tengo una receta específica de estos, pero básicamente puede usar cualquiera de los siguientes ingredientes:

- Fruta para darle el sabor dulce*,
- Linaza entera, semillas de chía, semillas de cáñamo, leche de almendras o aguacate para proteína, grasas esenciales y fibra,
- Hojas verdes.

* *Al principio las frutas que mas disfrazan el sabor de las hojas verdes son el mango y el plátano y de hecho le dan un sabor delicioso a los licuados. Las frutas que disfrazan el color verde (especialmente para los niños que a veces lo rechazan) son todas las moras.*

La lista siguiente está organizada según el sabor de las hojas verdes, las primeras son las que menos aportan sabor en el licuado y las últimas son las de sabor más fuerte.

- Espinaca bebé
- Lechuga romana
- Apio
- Cilantro
- Verdolaga
- Hierbabuena
- Perejil
- Acelgas

RECETAS BASICAS DE LICUADOS VERDES

- 2 tazas de mango
- ½ manojo de cilantro
- 2 tallos de apio
- ¼ de taza de leche fermentada de quínoa o almendras o yogurt
- Agua al gusto hasta obtener la consistencia deseada

- 3 plátanos
- 2 tallos de apio
- 1 cucharada de linaza recién molida
- ¼ de taza de agua o leche fermentada
- Agua al gusto hasta obtener la consistencia deseada

- 3 manzanas
- 3 dátiles remojados
- 2 tazas de lechuga romana
- ½ aguacate
- Agua al gusto hasta obtener la consistencia deseada

- 1 taza de nopalitos
- 1 taza de piña
- ¼ de taza de leche fermentada
- 1 cucharada de linaza recién molida
- 4 dátiles remojados o miel al gusto
- Agua al gusto hasta obtener la consistencia deseada

- 2 tazas de mango
- ½ manojo de perejil
- ¼ de taza de leche vegetal
- Agua al gusto hasta obtener la consistencia deseada

En todas las recetas, según sea su gusto, puede usar un dátiles, azúcar de coco, azúcar de dátiles, azúcar mascabado o miel de maple según sea su gusto. También puede usar un poco de condimentos como esencia de vainilla, canela o cardamomo molido todos los cuales aportan dulzura. Haga sus licuados a su gusto, a algunas personas les gustan más dulces, a otras no tanto.

HOT CAKES CASEROS

¿Quién no adora unos hot cakes calientitos bañados con miel de abeja* o jarabe de maple? Después de todo no hay nada mejor para una fría mañana de invierno. Lo malo es que las harinas preparadas convencionales pueden no contener los mejores ingredientes, por esa razón decidí compartir esta receta. De hecho serán 2 recetas, la primera es para hacer el polvo para hornear que necesitará para hacer los hot cakes. Si es usted una persona más práctica, quizá quiera saltar este paso, sólo le aconsejo buscar un polvo para hornear que especifique ser libre de aluminio el cual es muy malo para la salud.

*la miel de abeja no es un producto vegano

Polvo para hornear

- 2 partes de crémor tártaro
- 1 parte de bicarbonato de sodio
- 1 parte de almidón de maranta o almidón de maíz (maicena)

Dependiendo la cantidad que quiera hacer elija sus medidas, por ejemplo, si hornea con mucha frecuencia quizá quiera preparar una mayor cantidad, puede tomar entonces como medidas ¼ de taza y usar 2/4 para el primer ingrediente y ¼ para cada uno de los restantes. Sólo se deben mezclar y guardar en un frasco de vidrio. Es mejor conservarlo en el refrigerador en donde dura alrededor de 6 meses.

Para preparar alrededor de 16 hot cakes

- 1 taza de harina de trigo integral
- 1 taza de harina de trigo blanca no blanqueada (esto es sólo para aligerar la mezcla, pero puede usar perfectamente 2 tazas de harina integral)
- 2 cucharadas de almidón de maranta o de maíz
- ½ cucharadita de sal
- 1 ½ cucharaditas de polvo para hornear
- ¼ de cucharadita de bicarbonato de sodio
- 2 cucharadas de aceite de coco
- 1 taza de leche (puede ser de almendras, ajonjolí, alpiste o quínoa)
- 1 taza de agua

Para mejores resultados mezcle todos los ingredientes excepto el polvo para hornear y el bicarbonato de sodio y déjelos reposar en el refrigerador por una hora (o puede también preparar la mezcla desde la noche anterior). Precaliente el comal y cuando esté listo para empezar agregue los ingredientes restantes. Las direcciones de cocción son las mismas que para los hot cakes tradicionales.

Estos son muy versátiles, puede agregar en ellos cualquier cosa, incluso son un buen truco para esconder vegetales a los niños pequeños. Algunos ingredientes que se pueden agregar son:

- 1 ½ tazas de variedad de moras
- 1 ½ tazas de fruta picada como manzanas, peras, chabacanos, etc.
- 1½ taza de vegetales finamente picados como brócoli, coliflor o zanahorias ralladas.

Puede reemplazar 1 taza de harina de trigo por harina de otro grano como centeno, cebada, trigo sarraceno, amaranto, mijo, avena o incluso harina de coco.

También puede sustituir la mitad de una taza de harina de trigo con linaza molida, germen de trigo orgánico o salvado de trigo.

RECETAS PARA LA COMIDA

Para que llegada la hora de la comida no vaya corriendo, con hambre, al primer restaurante de comida rápida que encuentre, deje en casa ya preparada una de las siguientes recetas, así cuando llegue tendrá todo listo para comer, o en el caso de que no pueda ir a casa, puede llevar su comida a la oficina.

Al medio día yo siempre prefiero una ensalada. Pero no la tradicional ensalada de lechuga cargada de crotones, queso, aderezo, pollo, etc. A continuación le presentaré mis ensaladas favoritas, así como los aderezos que preparo con más frecuencia.

ENSALADAS

Es difícil para mí hacer una receta de alguna ensalada porque yo soy muy práctica, digamos que me gusta la comida rápida sana, así que a menudo preparo mis ensaladas con la variedad de vegetales que tenga disponibles tanto en mi refrigerador como en mi jardín. Por lo tanto, tomando en cuenta algunas reglas básicas (a continuación) muy sencillas puedo arreglar mi comida en muy pocos minutos.

- Nunca combino en la misma ensalada aguacate y nueces, ya que esta es una mala combinación y produce mucho gas en el intestino por la mala digestión de ambos alimentos.
- Siempre que uso aguacate O nueces, lo hago sobre una cama de lechuga, espinacas bebé o mezcla de hierbas para ensalada las cuales contienen escarola, arúgula, lechugas rojas, lechuga romana y hojas de betabel bebé, y uso una vinagreta de vinagre balsámico.
- Para agregar calorías a mis ensaladas simples de lechugas agrego pasas, dátiles en trocitos o arándanos secos sin azúcar.
- Puede agregar cualquier fruta, mis preferidas para las ensaladas son las siguientes: manzanas, toronjas, duraznos, peras, naranjas, mango. Las frutas van perfecto en las ensaladas con los ingredientes anteriormente mencionados, pero nunca combinadas con vegetales de almidón o pastas. Si usted quiere sus ensaladas con vegetales, entonces no agregue frutas ni aderezos dulces como el de vinagre balsámico.

Estas simples reglas producen unas ensaladas deliciosas que se pueden preparar en minutos. Si trabaja todo el día como muchas personas, quizá tenga un refrigerador en el trabajo para conservar los alimentos, así que puede tener estos ingredientes básicos para construir sus ensaladas rápidamente.

Vinagreta

- 1 cucharada de vinagre balsámico
- 1/2 cucharada de aceite de oliva
- Sal y pimienta al gusto
- Se mezclan todos los ingredientes y se baten para emulsionar el aceite con el vinagre. Esta es la cantidad que uso para una ensalada.

Mezcla de lechugas

Nunca uso la lechuga tradicional de bola principalmente porque no me gusta el sabor, pero además porque no tiene casi nada de nutrientes, yo la llamo agua crujiente, siempre busco lechugas con más color como la romana, la Bibb, o las lechugas rojas. También se pueden usar espinacas bebé, perejil, cilantro, verdolagas, apio rayado y pepinos. Incluso en el mercado se pueden conseguir paquetes con mezclas de lechugas listas para comer que vienen ya lavadas (aunque siempre es mejor lavarlas y desinfectarlas). Además, orgánico siempre es mejor, pero si no puede conseguir orgánico, lo único que tiene que hacer para eliminar las ceras y los pesticidas contenidos en los vegetales es ponerlos a desinfectar con vinagre blanco (como agregado a lo que use para desinfectar), y posteriormente enjuagarlos bien.

Nueces

Recuerde que estas son un pequeño empaque para una cantidad inmensa de nutrientes, entre ellos grasas y proteínas, por lo tanto no querrá usar muchas, un cuarto de taza es ideal para una *comida completa* tomando en cuenta la cantidad de calorías que contienen. Mis favoritas son las siguientes: pepita de calabaza, almendra, nuez de la India, nuez de castilla, pistaches y nuez pecana. Recuerde que para mejorar la digestión de las nueces puede dejarlas remojando en agua por unas horas, con excepción de la nuez de la India, que a menudo toma una textura muy suave y desagradable. Sin embargo, si no le gusta la textura de las nueces después de remojarlas, puede tostarlas un poco en el horno, en la temperatura más baja. Puede incluso preparar con anticipación una buena cantidad de nueces de esta manera, ya que el remojo les elimina todos sus inhibidores de enzimas y empieza el proceso de germinación, por lo que los nutrientes contenidos en las nueces y semillas se dispara. Incluso, las semillas de girasol después de alrededor de unas 6 horas empiezan a germinar, y son deliciosas.

Preparación

Con todos estos ingredientes en el refrigerador lo único que tiene que hacer al llegar es lo siguiente:

1. Colocar sobre un plato 1 a 2 tazas de mezcla de lechugas (según el tamaño de su apetito, aclaro que esta es una ración muy pequeña y la sugiero así en caso de que vaya a comer otro platillo, pero si va a ser la única comida entonces 8 a 10 tazas de vegetales verdes sería lo ideal.
2. Picar medio aguacate o alrededor de ¼ de taza de nueces y agregarlo.
3. Agregar un puñado de pasas, trocitos de dátiles o arándanos secos, alrededor de ¼ de taza.
4. Agregar una taza de una mezcla de los siguientes vegetales: zanahoria, betabel, calabacín, brócoli o coliflor.
5. Agregar la vinagreta y mezclar.
6. Puede dejar marinar la ensalada alrededor de 5 minutos, pero no le recomiendo prepararla por la mañana porque el ácido marchita las hojas, por lo tanto es mejor mezclarla en el momento.

¡Esto es comida rápida de calidad!

NOTA FINAL ACERCA DE LAS ENSALADAS: Una excelente adición a las ensaladas y a la alimentación en general son los vegetales fermentados, si decide tomarse el tiempo para prepararlos, verá cómo estos alimentos cargados de flora digestiva sana ayudan de múltiples manera a su salud.

Las siguientes son recetas que toman un poquito más de tiempo para preparar, pero igual son deliciosas, ideales para invitar a otras personas a probar sus nuevas recetas sanas.

ENSALADA TAILANDESA

Para 1 persona

- 2 zanahorias ralladas
- 1 tallo de apio picado
- ½ chile serrano picado y sin semillas
- 2 cucharadas de coco rallado (sin azúcar)
- ¼ de taza de cilantro picado

Aderezo

- 2 cucharadas de crema de almendras o cacahuate
- ½ limón (el jugo)
- 1 diente de ajo
- ½ chile serrano sin semillas
- 3 cucharadas de agua o agua de coco
- ¼ de cucharadita de sal
- ¼ de cucharadita de azúcar mascabado (sólo para balancear sabores)

Busque la crema de cacahuates más natural posible en caso de que no encuentre la crema de almendras. Evite las cremas de cacahuate que tienen en sus ingredientes grasas trans o azúcar. Para hacer el aderezo coloque todos los ingredientes en la licuadora.

Para servir, coloque en un plato los ingredientes de la ensalada y cúbralos con el aderezo. Puede masajear los ingredientes con el aderezo y dejar marinar alrededor de media hora. ¡Delicioso!

ENSALADA CRUDA DE COLIFLOR AL ESTRAGON

Para 1 persona

- 1 taza de coliflor lavada y desinfectada
- ¼ de taza de tomates secos cortados en juliana empacados en aceite de oliva
- 6 aceitunas negras
- 1 cucharada de alcaparras
- 1 cucharada de estragón fresco finamente picado
- Sal y pimienta al gusto

Tome las pequeñas florecitas de coliflor y córtelas en rebanadas finas, colóquelas en un tazón, corte las aceitunas también en rebanadas y agréguelas a la coliflor junto con el resto de los ingredientes. Los tomates secos empacados en aceite son ideales para esta receta, porque el aceite que contienen es suficiente para aderezar esta ensalada, pero si no los consigue entonces agregue 1 cucharada de aceite de oliva y mezcle. Sazone al gusto con sal y pimienta. Si prefiere puede cocinar ligeramente al vapor la coliflor antes de aderezarla.

ALIMENTOS FERMENTADOS

Anteriormente les expliqué la importancia de establecer la flora benéfica en nuestro tracto gastrointestinal, no sólo para poder digerir los alimentos, sino también para poder absorber sus nutrientes. Es por eso que, si existe alguna receta que estoy 100% segura le ayudará a mejorar su salud, es esta. Los vegetales ideales para fermentar son el repollo, la coliflor, el brócoli, el ajo, los betabeles, las zanahorias y las colecitas de Bruselas. Para esta receta no es necesario usar vinagre ni demasiada sal. El resultado es una mezcla de vegetales pre digeridos, cargados de enzimas, cantidades enormes de vitamina C y probióticos. Muchas personas son renuentes a comerlos por su sabor ácido, pero hay maneras de introducirlos a la alimentación diaria que son muy sabrosas. Por ejemplo, yo los utilizo para hacer guacamole ya que le imparten un sabor ligeramente ácido muy sabroso, y ese guacamole lo utilizo para hacer sándwiches con germinados, o simplemente para acompañar palitos de vegetales los cuales son prácticos e ideales para mantener en el refrigerador ya listos para comer.

Receta básica

Utensilios necesarios:

- Frasco de vidrio de 1/2 galón con tapa (o los frascos de vidrio que tenga, no necesitas comprar más, cualquiera sirve; son ideales los frascos de vidrio con tapa de vidrio, aunque son difíciles de conseguir),
- Procesador de alimentos
- Cuchillo
- Tabla de picar.

Los ingredientes para esta receta son:

- 2 zanahorias
- 1 repollo
- 1 diente de ajo picado bien fino
- 1 betabel
- 2 capsulas de *Lactobacillus* vivos (de preferencia que no sean derivados de leche, pero si son los únicos que puede conseguir funcionan bien)*
- 1 cucharada de sal de mar

La preparación es muy fácil, primero se quitan las hojas exteriores del repollo, desechando las más externas (a menudo marchitas o

manchadas) y se guardan unas dos hojas de buen aspecto para el final. Enseguida, en el procesador de alimentos se rallan todos los ingredientes (es más fácil hacer esto que cortar todo con el cuchillo). Se revuelve bien todo y se pone en el frasco de vidrio, o se reparte en los frascos de vidrio si es que son varios los que tiene disponible; se debe empacar perfectamente a los vegetales para evitar grandes espacios de aire, y al final le debe quedar un espacio en la parte superior del frasco como de 3 centímetros. Deje de lado los vegetales ya empacados en el frasco para preparar el líquido con el que bañará la mezcla. En un vaso de vidrio se coloca media taza de agua, se agregan las 2 cápsulas de *Lactobacillus* y la cucharada de sal de mar y se mezcla, este líquido se agrega a los vegetales, y es muy importante que queden bien sumergidos, si falta líquido agregue más agua. Tome las hojas de repollo que separó y córtelas en trozos del tamaño de la boca del frasco, esos trozos los va a colocar sobre los vegetales rallados y los va a empacar bien; después coloque la tapa, ciérrela bien y coloque el frasco en un lugar con una temperatura templada y donde no le dé la luz directa. Déjalos en ese lugar por alrededor de 4 días, aunque si hace calor la fermentación será mas rápida.
Es normal que el repollo empiece a soltar mucha agua y que ésta empieza a salir del frasco, por lo tanto, le recomiendo colocar un plato debajo del frasco para atrapar esa agua.

Esta es una excelente manera de conservar vegetales, ya que estos no se echarán a perder. Cuando abra el frasco notará un olor a fermentación, lo cual es lo que se busca. Muchas personas pueden encontrar el olor ofensivo, sin embargo, una vez que los vegetales están incluidos en los alimentos no lo notará. La apariencia normal de la mezcla final es de vegetales ligeramente cocidos, el repollo no cambia mucho su color, sólo se vuelve un poco transparente.

Sólo en dos ocasiones he tenido problemas al preparar mis vegetales fermentados, la primera ocasión me sobraba mucho espacio en el frasco, tenía una coliflor a la mano por lo que la corte en ramitos y la agregue encima de los vegetales rallados. La segunda vez el repollo que compré tenía unas manchas negras en ciertas partes las cuales con seguridad no eliminé por completo, sin embargo, lo más seguro es que no bañé completamente los vegetales con el líquido. El resultado fue que a los 2 ó 3 días la mezcla empezó a tomar un color café y a despedir un olor terrible. Así que por experiencia le puedo decir que no tendrá ninguna duda al saber si sus vegetales se echaron a perder. Ahora siempre que voy a fermentar me aseguro de que todos los ingredientes estén bien mezclados, perfectamente presionados en el frasco, y cubiertos con el agua mezclada con la sal y los *Lactobacillus.* Es importante también utilizar los vegetales más frescos, recién comprados, no los que han estado por semanas en el refrigerador.

No acostumbro desinfectar los frascos, pero siempre va a encontrar que es lo más recomendable, así que probablemente sea mejor si lo hace.

Esta es la receta básica y por supuesto usted puede agregar los vegetales que desee y hacer las mezclas que le gusten. El Kim-chi coreano, por ejemplo, es de sabor picante ya que usan ajo y chiles rojos ¡y es delicioso! Experimente y vea como su salud mejora considerablemente.

*algunas personas no consideran que sea necesario agregar los lactobacillos a la mezcla de vegetales, ya que al fermentar los vegetales desarrollarán ellos mismos sus propias colonias de bacterias benéficas, sin embargo, yo lo hago de esta manera porque me gusta darle un inicio a la fermentación y para que además crezcan esas colonias específicas, por lo tanto, usted puede omitir ese paso si es su preferencia.

Si además de tomar el consejo de eliminar de su alimentación todas las comidas procesadas, agrega los alimentos fermentados a su dieta, estará haciendo mucho por su salud, como le expliqué anteriormente la salud consiste en evitar tener en el cuerpo el medio ambiente ideal para el desarrollo de enfermedades. Para esto las bacterias que aportan los alimentos fermentados son de vital importancia, ellas...

- Protegen la integridad de la mucosa gastrointestinal
- Fabrican vitaminas B
- Fabrican ácidos grasos esenciales
- Extraen el calcio de los productos lácteos y ayudan a su digestión
- Ayudan a la digestión de los alimentos
- Producen ácido butírico, el cual es requerido para tener células sanas en el colon
- Producen sustancias anticancerígenas, antivirales y anti fúngicas
- Previenen el sobre crecimiento de la *Candida albicans*
- Destruyen las bacterias *E. coli, Shigella y Salmonella* haciendo el tracto gastrointestinal mas ácido y liberando sustancias como el ácido láctico, peróxido de hidrógeno y antibióticos selectivos
- Neutralizan endotoxinas producidas en el cuerpo
- Neutralizan nitritos carcinógenos en el tracto digestivo
- Ayudan a la peristalsis para prevenir el estreñimiento
- Ayudan a reducir la inflamación
- Producen isotiocianatos como el sulforafano y el indol-3-carbinol que son sustancias anticancerígenas.

Creo que son suficientes razones para apoyar el argumento de los vegetales fermentados, quizá al principio no le parezcan apetecibles, pero son de gran valor nutritivo, incluso son ideales para introducir a la alimentación de los niños desde pequeños para que se acostumbren al sabor, ya que les ayudarán a repoblar su tracto gastrointestinal siempre que tengan que tomar algún antibiótico.

Puede encontrar muchas maneras para introducirlos a su alimentación, aquí le presento mis favoritas.

NOTA: recuerde que los vegetales fermentados los puede utilizar como acompañamiento para cualquier comida, entre más frecuentemente los consuma mejor.

RECETAS CON VEGETALES FERMENTADOS

SANDWICH DE GERMINADOS

Para 1 persona

- 2 rebanadas de pan de grano germinado de preferencia, si no lo consigue puede usar pan de grano entero (siempre escoja el mejor, que no contenga grasas trans ni jarabe de maíz de alta fructosa).
- 1 taza de germinados, mis favoritos para esta receta es una mezcla de germinados de alfalfa, fenogreco y brócoli.
- ½ aguacate
- 1 cucharada de vegetales fermentados
- Sal al gusto

Machaque el aguacate y agregue los vegetales fermentados y la sal a su gusto. Coloque sobre una rebanada de pan, agregue los germinados y cubra con la otra rebanada de pan. Listo para disfrutar.

SANDWICH DE BERENJENAS

Para 1 persona

- 2 rebanadas de pan de grano germinado de preferencia, si no lo consigue puede usar pan de grano entero (siempre escoge el mejor, que no contenga grasas trans ni jarabe de maíz de alta fructosa).
- 1 berenjena mediana
- 1 cucharada de germinados de albahaca o 1 cucharada de albahaca fresca finamente picada

- ½ aguacate
- ½ cucharada de tomates secos cortados en juliana empacados en aceite o rehidratados en agua por media hora en caso de que no tenga empacados en aceite.
- 1 cucharada de vegetales fermentados
- Sal al gusto

Corte la berenjena en rodajas, úntelas con aceite de oliva y póngalas a asar en un comal, pasados alrededor de 4 minutos deberá voltearlas. Mientras están listas machaque el aguacate y agregue la albahaca y los vegetales fermentados, sazone con sal a su gusto. Cuando las berenjenas estén suaves quítelas del comal. Para ensamblar su sándwich coloque el aguacate sobre una rebanada de pan, enseguida una o dos rodajas de berenjena (el resto de la berenjena puede agregarlo a una ensalada o puede invitar a un amigo a comer y preparar dos sándwiches), encima de estas coloca los tomates secos y tapa con la otra rebanada de pan.

ENSALADA DE ARROZ INTEGRAL CON FRIJOLES NEGROS

Esta receta necesita un poco de preparación anticipada pero vale la pena.

Para 1 persona

- 1/3 de taza de arroz integral (remojado por alrededor de 1 hora o puede dejarlo remojando toda la mañana)
- 1/3 de taza de frijoles negros ya cocidos sin el caldo
- ½ aguacate
- 2 cucharadas de vegetales fermentados
- 1 cucharada de cilantro finamente picado

Para preparar el arroz enjuáguelo primero y luego cuézalo de la manera tradicional. Cuando esté a punto de consumirse el agua del arroz agregue los frijoles para que se calienten al vapor. Coloque el arroz y los frijoles en un tazón, deje que se enfríen a temperatura ambiente y agregue el cilantro, el aguacate picado y los vegetales fermentados. Mezcle perfectamente y sazone con sal de mar al gusto.

OTRAS OPCIONES SALUDABLES PARA LA COMIDA

Mientras que recomiendo ampliamente el consumo de vegetales crudos, es bueno añadir a la alimentación vegetales cocidos al vapor u horneados, porque la cocción aumenta la utilización de algunos de los nutrientes de los vegetales. Es por esta razón que yo no llevo una dieta 100% de vegetales crudos. Entre mis vegetales favoritos para cocinar están las berenjenas, el brócoli, la coliflor y los camotes. Mis recetas favoritas son las siguientes.

CURRY DE BERENJENAS

Para 2 personas

- 1 cucharada de aceite (coco, aguacate o semillas de uva)
- 1 berenjena grande
- ¼ de cebolla
- ½ cucharadita de comino entero
- ½ cucharadita de semillas de mostaza
- 1 cucharadita de cúrcuma
- ½ cucharadita de curry en polvo
- Sal

Caliente el aceite y agregue el comino y las semillas de mostaza, cuando estas últimas empiecen a brincar en el sartén agregue la cebolla y moviendo constantemente deje que ésta se ponga transparente. Después agregue la berenjena picada y mezcle bien con los ingredientes del sartén. Debe moverla constantemente para que no se pegue. Puede agregar un poco de agua sólo para evitar que la berenjena se pegue al sartén y se queme. Cuando la berenjena ya esté cocida agregue el polvo de curry, la cúrcuma y sal al gusto, mezcle bien y apague el fuego.

Esta receta puede acompañarla con unas rebanadas de pan de grano germinado, o con arroz integral al vapor cocinado con un trozo de canela.

Puede sustituir las berenjenas por otros vegetales, incluso una mezcla de ellos, los mejores vegetales para preparar curry son:

- Repollo
- Coliflor
- Papas
- Brócoli
- Zanahoria
- Chícharos
- Ejotes
- Calabacitas

BABA GHANOUSH

Este paté de berenjenas es uno de mis favoritos porque es ideal para acompañar palitos de vegetales crudos, o rellenar pan árabe para hacer una comida completa.

- 2 berenjenas grandes
- 2 dientes de ajo
- 1 cucharada de aceite de oliva
- 2 cucharadas de tahini (pasta de semilla de ajonjolí)
- 1 cucharadita de pimienta negra

- 1 cucharadita de comino molido
- El jugo de 1 limón
- Sal al gusto
- 1 ramito de perejil

Coloque las berenjenas en una bandeja para hornear, pínchelas con un tenedor y hornéelas por alrededor de 1 hora a 180 grados centígrados hasta que estén muy suaves. Retírelas del horno y déjelas enfriar un poco. Coloque las berenjenas junto con el resto de los ingredientes en un procesador de alimentos y procese hasta obtener una suave pasta con la consistencia de un puré. Ajuste la cantidad de sal a su gusto. Yo siempre dejo la piel a las berenjenas porque contiene muchos de sus nutrientes, pero debe tomar en cuenta que si no las consigue orgánicas debe limpiar muy bien la piel ya que puede contener ceras.

CAMOTE HORNEADO

Esta receta es una favorita mía, para mí no hay nada que supere un camote recién horneado. Yo tengo en mi cocina sólo un pequeño horno eléctrico y sólo cocino camotes para mí, pero si usted tiene un horno convencional, quizá no quiera gastar una hora de gas por un solo camote, así que invite a muchas personas a comer, o consiga un pequeño horno eléctrico y cocine solo para usted.

Ajuste la temperatura a 230 grados centígrados (450 grados F) y precaliente unos 5 minutos. Lave el camote y pínchelo con un tenedor en varias partes. Coloque en el horno y déjelo cocer alrededor de 1 a 1.5 horas. Estará listo cuando su piel se haya despegado y esté completamente suave. Retírelo del horno, pélelo, con un tenedor machákquelo y agregue ½ cucharadita de canela en polvo. ¡Delicioso!

Para hacer una comida completa, unos 20 minutos antes de que termine de cocerse el camote preparo la siguiente ensalada en minutos y empiezo a comer.

ENSALADA DE BROCOLI Y COLIFLOR CON CACAHUATES

Para 1 persona

- 1 taza de ramos de brócoli
- 1 taza de ramos de coliflor
- 1 cucharada de vegetales fermentados
- 1 cucharada de cacahuates tostados sin sal
- Sal al gusto

Separe los ramos de brócoli y coliflor y póngalos a cocer al vapor alrededor de 5 minutos, es sólo para ablandarlos un poco, no para cocerlos completamente, retírelos del fuego, agregue los cacahuates, los vegetales fermentados y sal al gusto.

RECETAS PARA LA CENA

Un punto importante a la hora de la cena es hacerla lo más temprano posible para que tenga tiempo de digerirla antes de irse a la cama, idealmente unas 3 a 4 horas antes de su hora de dormir. Muchos textos sugieren una cena ligera, pero eso depende totalmente de la persona que la consuma, algunas personas funcionan bien con una cena ligera, mientras que otras no. Su gusto le dictará sus alimentos favoritos sanos (no su chatarra favorita), por lo tanto puede ser que prefiera cenar un camote horneado en lugar de una ensalada con frutas. En general todas las recetas de la sección de comida son ideales para la cena, ya que todas son preparadas con alimentos enteros, y en su mayoría con vegetales frescos, nueces y semillas.

Como se habrá dado cuenta, la alimentación que le propongo contiene una gran cantidad de vegetales y de frutas, ya que estos son los alimentos que más están deficientes en la alimentación actual. Yo prefiero cenar fruta y dejar mi ensalada para la hora de la comida, pero cenar la ensalada es una muy buena idea, sin embargo aquí tengo algunas sugerencias más:

- Tofu salteado (en un poco de aceite) con vegetales fermentados o vegetales al vapor.
- Una gran ensalada que contenga aguacate como la sugerida para la comida.
- Una gran ensalada que contenga nueces como la sugerida para la comida.
- Una gran ensalada que contenga vegetales de almidón, pasta o arroz.
- Un licuado verde que contenga algún suplemento de proteína vegetal o semillas de linaza o de chía molidas.
- Cualquiera de las recetas para la comida.
- Un jugo verde licuado con semillas de chía o linaza molidas, o con aguacate.

Estas son sólo sugerencias, recuerde que bien puede hacer sus platillos favoritos para la cena sustituyendo los ingredientes que actualmente use por unos de mejor calidad. La intención de esta sección es darle ideas para ir mejorando su alimentación, para ir buscando eliminar los malos hábitos y adquirir hábitos que le ayuden a construir una buena salud.

Algo muy importante también es tomar nota de los alimentos que mejor le favorezcan, aquellos que no le provoquen malestares después de consumirlos, y construir su alimentación con base en ellos.

Los alimentos que elija diariamente son los que construyen su cuerpo, son los que alimentan sus células, son los que nutren su cerebro...Pero existen otros factores muy importantes, los cuales, junto con la buena alimentación mejorarán su salud, entre ellos están:

- Una hidratación adecuada: muchos de los síntomas que las personas padecen a menudo como dolores de cabeza, dolores articulares, entumecimiento y espasmos musculares, entre otros, no son más que síntomas de deshidratación crónica. Muchas personas eligen beber jugos embotellados, refrescos de cola, té helado, café, aguas de frutas, y más antes de beber agua, y el agua es esencial para la salud. El agua sola debe consumirse diariamente.
- La buena absorción de los nutrientes que aportan los alimentos: la buena digestión es esencial, si no tiene usted una buena digestión puede alimentarse con los mejores alimentos y no aprovecharlos. Si sospecha de mala digestión puede platicar con su médico para crear un enfoque que le ayude a mejorarla, quizá tenga que agregar ayudas digestivas como enzimas o ácido hidroclorhídrico.
- El manejo del estrés: existen disciplinas como el yoga, la meditación, el tai chi, entre otras que le ayudarán a manejar el estrés, esto es de vital importancia ya que el estrés por si solo puede contribuir a deteriorar su salud. La presencia constante de cortisol, la hormona del estrés, puede producir estragos en la salud y en el peso de las personas. Esas disciplinas son importantes porque nos ayudan a manejar las situaciones que nos provocan estrés interno, que son distintas en todas las personas, es decir, nos ayudan a mejorar nuestra respuesta interna, el estrés finalmente es interno, y no tiene nada que ver con cosas ahí afuera.
- El sueño adecuado: este es un aspecto de vital importancia, y tristemente muchas personas hoy en día padecen de insomnio u otros trastornos del sueño. Es esencial adquirir

hábitos de sueño saludables para poder dormir lo necesario para descansar y así desintoxicar y reparar el organismo. El sueño sano esta también ligado al peso sano, por lo tanto si se está buscando bajar de peso, se debe tomar en cuenta si se está durmiendo el tiempo suficiente.

- El ejercicio: se puede tener la mejor alimentación pero si la persona no se ejercita créame que no será suficiente para tener una salud excelente. El ejercicio ayuda a controlar los niveles de glucosa en sangre, a disminuir el estrés, a construir músculo y a eliminar grasa, a permanecer joven, entre otras muchas cosas benéficas para el organismo. De igual manera el exceso de ejercicio es dañino para la salud, ya que puede provocar que el organismo se canse y que no pueda repararse como es necesario, por lo tanto se debe adoptar una rutina de ejercicio balanceada.

Cierto es que la buena salud es multifactorial, al igual que la mala salud.

RECETAS FAVORITAS DE LOS PEQUES

Me animo a introducir en esta sección final algunas de las recetas que yo preparo en casa para que mi peque coma. Él ha sido criado con una alimentación lacto-vegetariana (la parte lacto no incluye leche como bebida, sino algo de queso) y es un niño muy sano, en general ha tenido un buen crecimiento, siempre sus niveles de hierro en sangre están en un rango adecuado, sus dientes están sanos y es un niño que se enferma muy poco, fue amantado exclusivamente por 6 meses y después se le siguió amantando complementariamente. Consumía todo tipo de frutas y vegetales, pero, alrededor de los 2 años ya no quiso tomar sus smoothies y empezó a rechazar también los vegetales. Yo pienso que es una etapa y que va a pasar, por lo tanto no he querido hacerle ver que es un problema y mejor me las he ingeniado para que siga comiendo sus frutas y sus vegetales, aunque sea de manera escondida en sus platillos favoritos (los cuales son pocos).

No todos los niños son iguales obviamente, hay algunos a los que si les gusta comer frutas y quizás algunos vegetales, esta sección la incluyo en el caso de que el lector tenga el mismo problema que yo.

Al momento, mi niño tiene 5 años y si está saliendo de esa fase de no querer comer más que 2 o 3 cosas, por lo tanto, creo que ya llegará el momento en que acepte probar mas frutas y vegetales enteros, es decir, sin necesidad de disfrazarlos en las comidas.

BASICOS

- Puré de vegetales (zanahoria, calabaza de casco, calabacines, coliflor, brócoli, camote).
- Harina para hot cakes integral y vegana.
- Linaza molida.
- Vinagre de manzana (necesario para hornear postres veganos).
- Frijoles cocidos.
- Tortillas de harina (de preferencia integrales y veganas).
- Pastas de vegetales (de las que incluyen en sus ingredientes vegetales integrados). El mío prefiere el spaghetti, así que es la única que surto.
- Sopitas de pasta, igual, en el caso del mío es sólo pasta de letras.
- Macarrones con queso (veganos de preferencia).

Para preparar los purés de vegetales separo una mañana, de esa manera, hago varias porciones y las pongo a congelar. Se puede usar cualquier recipiente, pero yo prefiero usar los pequeños que son del tamaño de ¼ de taza, porque es lo que uso para cualquiera de sus comidas, a excepción de cuando horneo una tanda de muffins, por ejemplo, en ese caso uso más cantidad, pero si hago, por ejemplo spaghetti, preparo su ración de pasta y ¼ de taza de puré de zanahoria es lo que uso para añadir encima (mezclado con un poco de salsa de tomate para pasta). Lavo y pelo los vegetales y los pongo a cocinar con un poco de agua (no los cocino al vapor porque uso el agua de cocción para licuar los vegetales y hacerlos puré). Una vez que están suaves, los dejo enfriar y enseguida los licúo y los coloco en sus recipientes y van directo al congelador.

Frijoles negros cocidos siempre hay disponibles en casa, puesto que ese es el medio ideal para esconder la mayoría de esos purés de vegetales. Cuando mi niño decidió ya no comer sus smoothies y sus vegetales, lo único que me pedía era sus taquitos de frijoles, así que empecé a licuar los purés de vegetales, de cualquiera de los antes mencionados, junto con los frijoles.

DESAYUNO

HOT CAKES CON PURE DE ZANAHORIA

Cuando hago estos los hago para toda la familia, por lo tanto hago una porción para tres personas. Me aseguro de buscar una mezcla para hot cakes que sea integral y vegana y sigo las instrucciones de preparación, pero sustituyendo el aceite requerido por el puré de vegetales. Es decir, si las instrucciones piden ½ taza de aceite, uso media taza de puré de vegetales, la mezcla de harina, al ser integral, no muestra el color del puré de zanahoria, pero si no consigue harina integral, entonces quizá quiera usar puré de calabacita para que sea el color más similar al de la harina blanca.

También puede usted adaptar la receta de hot cakes caseros que se encuentra en la página 258, simplemente agregando la media taza de puré de zanahoria.

Las instrucciones de cocción son las mismas que para los hot cakes tradicionales, simplemente se coloca la mezcla sobre la sartén y cuando empiecen a aparecer burbujas se voltea y se cocina alrededor de 1 minuto más.

Mi niño está acostumbrado a comer sus hot cakes sin ningún tipo de miel o jarabe, esa es su preferencia, si quiere agregar alguna miel la de maple orgánica es la más recomendable.

MUFFINS CON CHISPAS DE CHOCOLATE

Estos los preparo con anticipación, preparo 12, dejo 6 refrigerando, el resto los pongo en el congelador (en donde pueden durar hasta 1 mes) y de ahí los voy tomando y recalentando cuando los necesite.

1 ½ tazas de puré de calabaza de casco (de la anaranjada)

½ taza de azúcar morena

½ taza de agua

3 cucharadas de aceite (yo uso de semillas de uva)

1 cucharada de vinagre de manzana

1 cucharadita de extracto de vainilla

2 ¼ tazas de harina

1 ½ cucharaditas de bicarbonato de sodio

¼ de cucharadita de sal

½ taza de chispas de chocolate (yo uso veganas)

Se precalienta el horno a 180 grados centígrados. Se prepara un molde para 12 cupcakes (ya sea engrasándolo o con papel para cupcakes).

Se mezclan todos los ingredientes húmedos (hasta el extracto de vainilla). En otro recipiente se mezclan la harina, el bicarbonato y la sal y se agregan a los ingredientes húmedos. Cuando la masa este perfectamente integrada se agregan las chispas de chocolate y se mezcla todo con una cuchara grande. Se transfiere la harina al molde y se lleva a hornear por 20 - 25 minutos, o hasta que los muffins estén ligeramente dorados y un palillo salga limpio al probar el centro de un pastelito. Retirar del horno y dejarlos enfriar.

ENFRIJOLADAS

- 2 o 3 tortillas de maíz (dependiendo del tamaño de su apetito)
- 1/2 taza de frijoles licuados con cualquiera de los vegetales antes mencionados (1/4 de taza de puré).

Se calienta el comal para calentar las tortillas (yo no las frío en aceite). Ya lista la mezcla de frijoles y puré de vegetales, los caliento y agrego un poco de agua (para darle la consistencia deseada). Una vez que las tortillas están un poco tostaditas las paso, por ambos lados sobre los frijoles. Como no vamos a freír las tortillas, si no están un poco tostadas, se van a romper. Yo no pongo ningún relleno a las enfrijoladas, pero si me aseguro de repartir todos los frijoles que preparé en esas tres tortillas.

MACARRONES CON QUESO (contiene lácteo)

Estos son otro favorito de mi niño. Si voy de compras a la tienda Sprouts en donde encuentro todo tipo de productos veganos (pero que me queda a una hora y media de distancia) compro las cajitas para preparar macarrones con queso veganos, si no, preparo los tradicionales, pero cualquiera sea los que prepare, siempre les pongo media taza de puré de zanahoria. Lo que hago es sustituir la mitad de la grasa que se requiere para la preparación y agregar el puré de zanahoria, algunos piden leche en la preparación, en cuyo caso uso cualquier leche vegetal que tenga disponible en el refrigerador.

SOPA DE LETRAS

2 tomates grandes

½ taza de puré de zanahoria

1 tallo de apio entero

1 trozo de cebolla

½ bolsa de sopa de letras

Sal al gusto

2 hojas de laurel

Colocar los tomates en agua hirviendo para retirarles la cáscara, esto se hace más fácil si se marca con una cruz la piel de la parte inferior del tomate. Mientras hierve el agua con los tomates, cortar en rebanadas finas la cebolla y el apio y colocarlos en una olla a saltear ligeramente en aceite. Cuando los tomates están listos para pelarse, se sacan del agua hirviendo, se dejan enfriar unos minutos, se pelan y se colocan en la licuadora junto con la cebolla y el apio asados, se agrega agua y se licua todo junto. En la olla en donde se frieron la cebolla y el apio se fríen ligeramente las sopitas de letras y en seguida se agrega la mezcla de tomate y el puré de zanahoria. Se lleva a hervir y se mezcla cada tanto para evitar que la sopa de letras se pegue al fondo. Se sazona al gusto con sal. Cuando ya esta cocida la pasta se retiran las hojas de laurel.

PALETITAS DE HIELO

½ litro de jugo de sandía (solo es sandía licuada con toda su pulpa)

Moldes para paletas de hielo

Cuando tengo sandía fresca, tomo una parte y la licúo, sin semillas. El jugo resultante lo distribuyo en cuatro moldes para paletas de hielo y las coloco en el congelador. Están listas en alrededor de 1 hora y a los peques les encantan.

EPILOGO

ACERCA DE LA SALUD

La salud... es un tema complejo, muchas personas no creen que su estilo de vida y los alimentos que comen los tengan cansados y enfermos, dependientes de medicamentos para el día a día, para controlar la presión arterial, el azúcar en la sangre, o el nivel de colesterol o triglicéridos, peor aún, muchos profesionales de la salud no están informados sobre la buena nutrición para mejorar la salud, no están dispuestos a motivar a los pacientes a que mejoren su estilo de vida, y no los pueden informar sobre como una alimentación basada en plantas los puede ayudar mejorar su calidad de vida. Y es evidente que este es el caso en la sociedad actual ¿Por qué al salir a la calle se ve mucha gente obesa, incluso niños obesos y con enfermedades que antes eran exclusivas de los adultos? ¿Por qué se ha llegado al punto de pensar que cuándo se pierde la salud la única solución la proporcionan los medicamentos? Es triste ver que las personas no quieran ocuparse de sí mismas, no quieran hacer algo por su salud, no quieran tomar decisiones radicales y empezar una nueva vida, llena de felicidad, de energía, de fuerza, de....salud. Y no los culpo, muchas personas no saben que existen alternativas, después de todo es lo que siempre se nos ha enseñado, que necesitamos forzosamente consumir productos de origen animal si queremos estar bien nutridos, y la verdad, no es el caso. Como ya vimos a lo largo de este libro, hay mucha investigación reciente sobre los beneficios de una alimentación basada en plantas, sobre como es suficiente para sostener la salud de un individuo, sea este niño o adulto. Además, existe evidencia creciente de que para tener una buena salud debemos disminuir el consumo de productos y subproductos de origen animal. Muchas personas ya están cambiando y viendo los beneficios, algunas otras piensan que es algo muy difícil, si no imposible de lograr, pero, en efecto, aunque los cambios pueden ser difíciles, no son imposibles. Además existe esta tendencia en las personas que quieren mejorar su salud, de empezar cambiando los hábitos alimenticios y después los hábitos de ejercicio, los hábitos de sueño, hasta que se crea un estilo integral en el que la persona ya sabe cómo cuidar su salud, sin pensarlo apenas, sin dificultad, se va desarrollando un balance en el organismo en todos los aspectos, se buscan prácticas para manejar el estrés, el cual no es otra cosa que nuestra respuesta interna a situaciones externas que no podemos controlar.

Sabiendo todo lo anterior podemos tomar decisiones diarias que se adapten a los objetivos que nos hemos planteado, no se tiene que decir, de un día para otro, ya no comeré jamás productos de origen animal, eso para nuestro yo puede llegar a ser muy radical, sin embargo, con base diaria se pueden tomar las mejores decisiones, un día a la vez, se puede decidir comer solo plantas por un solo día, y así sucesivamente, eso puede no ser tan difícil, sin embargo, yo encuentro que una vez que una persona sabe lo que se requiere en costo de vidas animales el consumo de carnes o lácteos, el impacto al medio ambiente, el costo en las comunidades que rodean los rastros donde se sacrifica el ganado, cuando una persona se entera de todo eso y decide no participar, es cuando sucede el cambio verdadero y duradero. Esta es la razón por las que muchas personas no podemos volver a consumir productos de origen animal.

La buena alimentación es un pilar importante para lograr tener buena salud, pero existen muchos otros factores que intervienen para crearla, porque ¿qué es la buena alimentación sin la ayuda del ejercicio, o del manejo del estrés, o del contacto con la naturaleza? De igual manera, ¿Qué es el ejercicio, el manejo del estrés y el contacto con la naturaleza, sin el apoyo de la buena nutrición? ¿Sin tomar suficiente sol, sin beber suficiente agua, sin dormir bien, sin evitar el uso de productos de belleza cargados de químicos contaminantes que se vierten sobre nuestra piel y llegan hasta nuestra sangre? Como se puede ver, existe una visión integral, y yo creo sinceramente que es ese "todo" el que nos proveerá la buena salud. Hay que buscar ese enfoque integral de buena salud en la vida. Muchas personas aún creen en el valor absoluto del ejercicio sobre la buena salud, aún creen que estar delgado, o que la cintura mida menos de x número de centímetros es lo único que define la salud, pero no es así, si fuera así no habría personas delgadas como un cerillo con hipertensión arterial, diabetes y colesterol elevado. Si una persona no tiene buenos hábitos de alimentación, su salud sufrirá.

Pero como mencioné antes la salud es más que simplemente no tener un resfriado o una infección estomacal. Recientemente leí un artículo que hablaba sobre unos investigadores que determinaron el tiempo que toma un cáncer pancreático para llegar a la fase en la que ya es detectable, y el resultado fue impresionante, calculando el tiempo de crecimiento de las células cancerosas encontraron que toma alrededor de 11.5 años en desarrollarse[159]. Es decir, todo ese tiempo de malos hábitos tarda un cáncer en crecer, o para explicarme mejor, no simplemente se levanta usted un día con un cáncer que no tenía ayer. Toma años desarrollarlo. Esa es la importancia de llevar una vida sana. Según mi opinión, al saber lo anterior, es terrible el escuchar a un médico decir que encontró un cáncer a muy buen tiempo, cuando apenas empieza, sabiendo que toma más de una década en formarse para llegar a ser detectable.

Ahora que sabe lo anterior, le invito a que aplique los concepto de este libro, limpie su alimentación, limpie su cuerpo ¡no use químicos

---

[159] http://www.nature.com/nature/journal/v467/n7319/full/nature09515.html

innecesarios sobre él! Limpie su casa de químicos que contaminan el medio ambiente y que dañan su salud. ¿Sabe donde terminan los químicos tóxicos que usa para limpiar tu casa? En su cuerpo, los respira, incluso pueden ocurrir accidentes y ser ingeridos. Todo eso contribuye a la intoxicación del cuerpo. De igual manera le invito a desarrollar buenos hábitos, haga ejercicio, lea en lugar de fumar, beba jugos de vegetales en lugar de beber alcohol. Cuide su cuerpo de manera integral. Practique buenos hábitos para que la gente que le rodea lo reconozca y quizás hasta lo siga.

Pero, ¿Cómo saber si lo que está haciendo realmente le está ayudando a alcanzar la salud? Al principio lo notará, se dará cuenta de que se empieza a sentir con energía, que ciertos síntomas molestos lo abandonan, que su salud digestiva mejora, que tiene un mejor rendimiento físico. Pero yo considero que la manera de constatar que los cambios que haga a su alimentación y a su estilo de vida están funcionando, es trabajar con un médico que lo apoye en su decisión de mejorar sus hábitos alimenticios y que esté dispuesto a trabajar con usted valorando, mediante análisis clínicos, el progreso de su salud. Puede trabajar con un médico que conozca sobre la nutrición para la salud, o puede trabajar con un nutriólogo. Sólo una persona capacitada puede ordenar e interpretar análisis para determinar deficiencias nutricionales o mal funcionamiento de glándulas como la tiroides o suprarrenales, aspectos de suma importancia para lograr y mantener la buena salud. Esa persona puede llevar un registro de su evolución si decide hacer cambios mayores a su alimentación, recuerde que cada organismo es diferente. Pero aún en esa diferencia existen parámetros que ayudan a los médicos a evaluar el estado de salud de un paciente. Puede ser que volverse vegetariano le ayude a dejar de padecer infecciones frecuentes por el simple hecho de que disminuirá considerablemente la cantidad de residuos de antibióticos que consume mediante los productos animales que están presentes en su alimentación. Puede ser que sus niveles de vitamina B12 y D estén deficientes sea usted vegetariano o no. La única manera de saber con seguridad que todo está funcionando bien es hacer exámenes clínicos periódicamente. Debería ser el máximo para los doctores de hoy trabajar con pacientes así, con pacientes que están en su consulta sanos y tratando de mantener esa salud, y no con pacientes enfermos que lo único que esperan es que se les resuelvan sus problemas con un medicamento.

No piense que hoy tiene 20 años ó 30 y que está joven y se siente bien, piense que un día tendrá 50 ó 60, piense como le gustaría llegar a esa edad, ¿sano, con toda su movilidad, de apariencia joven? ¿O enfermo, obeso, cansado y con necesidad de medicamentos para poder pasar el día? Piense a futuro, piense que lo que haga ahora repercutirá mañana. Piense que sólo tiene una vida y que le gustaría vivirla al máximo, piense que existen personas que pasan sus días en un hospital atados a una máquina de diálisis deseando poder salir y viajar, piense que hay personas, muchas personas esperando un órgano sano, que les funcione, para poder seguir viviendo, imagínese como se sentirá tener una sentencia de muerte porque su cuerpo no le responde. ¿No le motiva eso a buscar lo mejor para él?

Así que ¿qué le queda por hacer? Cambiar su estilo de vida, eso es, aprender a manejar el estrés, controlar los factores controlables como las toxinas que ingiere a través de los alimentos, las toxinas que aplica sobre su piel y cabello, las toxinas que respira en su hogar, la cantidad de horas que dedica a hacer las cosas que verdaderamente le gusta hacer, créame todo esto ayuda.

Probablemente enfrentar un cambio así le provoque flojera o miedo, pero de verdad, tiene que pensar en las generaciones futuras, debe ver qué es lo que se le está enseñando a los niños, ellos son los que pueden cambiar el mundo, o últimamente ellos son los que van a sufrir las consecuencias en un futuro.

Las decisiones que tomemos hoy en día van a afectar nuestro futuro y el de nuestros hijos. Yo pretendo enseñar que uno mismo puede encargarse de su propia salud, claro está que los médicos son necesarios, porque ellos pueden trabajar con usted y llevar el control de su salud al hacer el cambio de hábitos alimenticios, además, aun con la mejor alimentación uno puede caer enfermo con alguna infección, o puede accidentarse y en ese caso siempre va a ser necesaria una visita al médico.

Y si por alguna razón decide que es mejor buscar el enfoque médico, debe saber y estar consciente de que muchos medicamentos son de por sí muy tóxicos, por algo vienen con una lista de efectos adversos que se pueden presentar cuando se los consume, existen medicamentos que provocan abortos o defectos de nacimiento y por lo tanto requieren un control estricto en mujeres que están en edad de embarazarse, un ejemplo es el medicamento usado para tratar una forma severa de acné que puede producir severos defectos de nacimiento como hidrocefalia, microcefalia, retraso mental, anomalías en oídos y ojos, etc. De verdad ¿usted cree que vale la pena tomar semejante veneno aunque no esté planeando embarazarse?

Busque bien a sus médicos, fíjese cuáles de ellos reconocen la importancia de cambiar los hábitos alimenticios para tener una buena salud, porque ese es el médico con el que debe trabajar, aquel que primero le aliente a buscar mejorar su salud mediante unos mejores hábitos alimenticios y de vida.

Tome los consejos de este libro, hágalo por su salud, esto no es una simple dieta, no se trata sólo de perder peso, se trata de obtener la salud. Es un estilo de vida diferente, no piense que es algo difícil, hágalo como un hábito, como todas las cosas que hace por hábito todos los días. Su salud lo vale, ¿no lo cree?

Búsquela todos los días, trabaje para encontrarla, tome las mejores decisiones diarias, compre productos orgánicos, si consume productos animales apoye a las personas que están tratando de proveerle los mejores productos, los granjeros orgánicos, los que tienen a sus animales en la naturaleza y que los alimentan con pastura, los que no los cargan de antibióticos y hormonas, recuerde que finalmente estos terminarán en su organismo. Si usted quedó convencido de que lo mejor es no consumir productos animales para evitar apoyar el sufrimiento y maltrato animal ¡hágalo! Hay muchas personas que, por no saber, hablan de que una alimentación sin productos animales es peligrosa, pero ya vio usted que no hay nada más falso, y si duda, lo mejor es ir con un profesional de la nutrición que lo pueda apoyar con una dieta balanceada vegana, de esa manera estará seguro de que su salud no sufrirá por falta de esos alimentos.

Pero además de cuidar todos estos factores diviértase diariamente, disminuya sus niveles de estrés, disfrute a las personas que le importan, viva la mejor vida porque es la única que tendrá.

ANEXO

REGALOS PARA LAS PERSONAS VEGANAS

Si usted no es vegano, pero tiene amigos veganos, y tiene dudas de que es adecuado regalarle en situaciones especiales, tiene que saber que hay consideraciones también al respecto. Como vegana, he recibido en algunas ocasiones regalos bien intencionados pero que, desgraciadamente no entran en mi estilo de vida. Yo, por ejemplo, jamás le diría a una persona que me está regalando algo, que ese regalo no es adecuado para mi, por mis convicciones, pero tampoco podría usarlo, y esto, personalmente me pone en un aprieto, porque no me gusta parecer mal agradecida. Finalmente, hay cosas que a nosotros, como veganos pueden parecernos obvias, pero al resto del mundo no, porque antes de llegar a este mundo del veganismo, la verdad es que estamos acostumbrados a ver a los productos de origen animal de la manera más normal, sin asociarlos con un ser vivo, el cual tuvo que morir para dar origen a unos zapatos, una bolsa, un sillón, etc. Por lo tanto, para ayudarlo, aquí le mostraré una lista de las cosas que pueden parecer "normales" pero que a un vegano no le gustará recibir como regalo.

- Productos de belleza que contengan algún tipo de ingrediente de origen animal, como colorantes (los mencionados en la lista de colorantes no veganos), aceites (castor), cera de abeja, miel de abeja, aceite de palma (aunque la palma es un producto vegetal, la gran demanda ha provocado que se de caza al orangután, para poder obtener ese producto).

- Productos de belleza que no contengan el sello de "no probado en animales".

- Ropa confeccionada con los siguientes materiales: lana, cachemira, seda, piel, pieles de animales exóticos (mink, foca, zorro).

- Zapatos de piel.

- Bolsas de piel.

- Muebles de piel.

- Cualquier accesorio en el que se haya usado piel de algún animal, como gorros, llaveros, cinturones, collares, brazaletes.

- Accesorios de carey, perlas, conchas marinas.

- Alimentos no veganos, especialmente en los que no se piensa mucho si lo son, como pan de dulce, pasteles, gelatinas, etc.

- Boletos de entrada a: corridas de toros, peleas de gallos, circos con animales.

La mejor manera de no tener ningún problema es buscar cualquiera de los productos anteriores que contenga el sello "vegano" eso significa que fueron confeccionados con materiales sintéticos que simulan los productos animales que tratamos de evitar. En el caso de los alimentos, si no está especificado que sea vegano puede contener ingredientes o aditivos que son de origen animal.

ACERCA DEL AUTOR

Mi nombre es Irlanda Bórquez Estrada y soy una profesional de la salud en el ramo de la odontología y la ortodoncia, además soy apasionada de aprender como una nutrición basada en plantas nos puede ayudar a tener la mejor salud posible, para escribir este libro me he inspirado en incontables personas que han logrado combatir la enfermedad simplemente con cambiar su estilo de vida. Al momento de esta segunda edición he logrado tener un embarazo vegetariano sano, he logrado criar a un pequeño solo con alimentos vegetarianos (aunque no exclusivamente veganos), y estoy en este momento logrando llevar un embarazo sano alimentándome principalmente con alimentos basados en plantas.

[i] La biomagnificación sucede cuando un producto contaminante que se asemeja químicamente a nutrientes inorgánicos esenciales es incorporado y almacenado en el organismo del ser vivo que se encuentra en la base de la cadena alimenticia. Posteriormente, la sustancia contaminante pasa en grandes cantidades al organismo del siguiente ser de la cadena, así, la sustancia contaminante va magnificándose de un nivel a otro, por lo tanto, el ser humano, como gran productor de sustancias contaminantes, corre el riesgo de absorber finalmente dichas sustancias magnificadas.

www.ingramcontent.com/pod-product-compliance
Lightning Source LLC
Chambersburg PA
CBHW071735310526
45789CB00021B/68